跟国医大师学养生系列

活到

百岁

的智慧

—— 国医大师邓铁涛的养生之道

特别鸣谢　广东省中医院宣传处

整理（排名顺序不分先后）
陈安琳　姚耿圳　徐小娟　孙海娇　徐　慧　谢倩芳

邹旭　吴焕林／主编

人民卫生出版社

图书在版编目（CIP）数据

活到百岁的智慧：国医大师邓铁涛的养生之道 / 邹旭，吴焕林主编. -- 北京：人民卫生出版社，2017

（跟国医大师学养生系列）

ISBN 978-7-117-25033-7

Ⅰ.①活… Ⅱ.①邹… ②吴… Ⅲ.①养生（中医） Ⅳ.①R212

中国版本图书馆 CIP 数据核字（2017）第 204951 号

人卫智网	www.ipmph.com	医学教育、学术、考试、健康，购书智慧智能综合服务平台
人卫官网	www.pmph.com	人卫官方资讯发布平台

活到百岁的智慧——国医大师邓铁涛的养生之道

主　　编：邹　旭　吴焕林
出版发行：人民卫生出版社（中继线 010-59780011）
地　　址：北京市朝阳区潘家园南里 19 号
邮　　编：100021
E - mail：pmph @ pmph.com
购书热线：010-59787592　010-59787584　010-65264830
印　　刷：廊坊一二〇六印刷厂
经　　销：新华书店
开　　本：710×1000　1/16　印张：18
字　　数：192 千字
版　　次：2017 年 10 月第 1 版　2024 年 7 月第 1 版第 10 次印刷
标准书号：ISBN 978-7-117-25033-7/R · 25034
定　　价：49.80 元

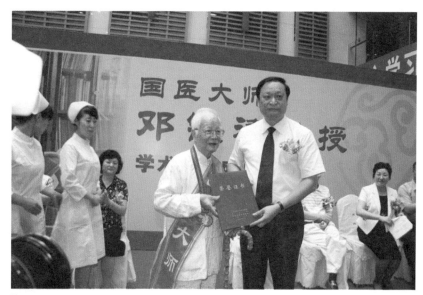

王国强为邓老颁发荣誉证书

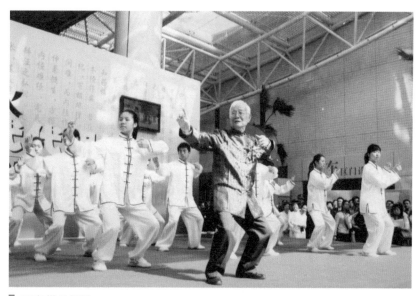

邓老带八段锦

4

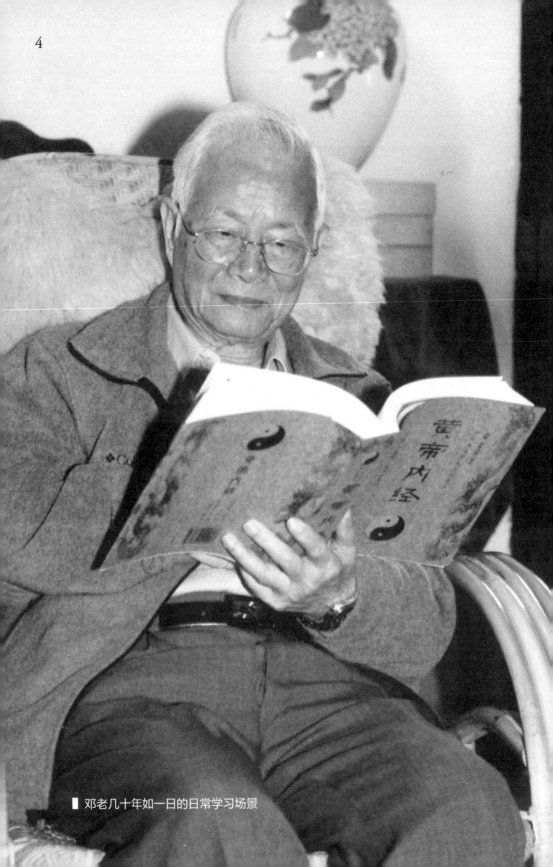

■ 邓老几十年如一日的日常学习场景

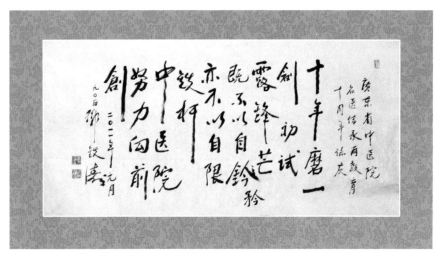

邓老题词

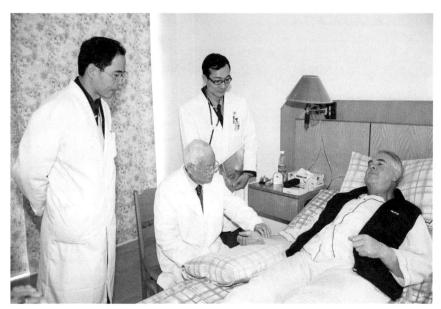

邓老带教查房（为美国高血压患者把脉）

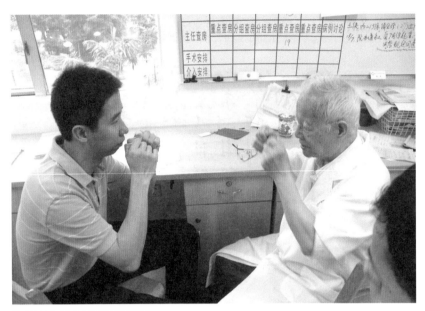

■ 邓老向病人示范按摩疗法

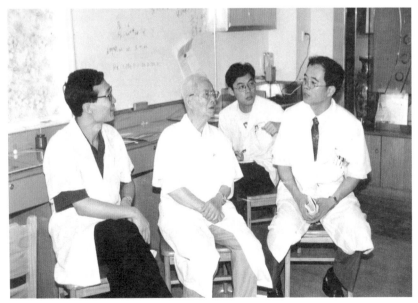

■ 邓铁涛教授指导弟子邹旭、吴焕林查房

序言

当今，我国卫生与健康领域面临着多重疾病威胁、多种健康因素影响交织的严峻挑战，人口老龄化、疾病谱改变以及生活方式变化等又带来了新的难题，促进全民健康需要全社会共同努力。去年，我国发布了"健康中国 2030：规划纲领"。习近平总书记提出加快促进健康中国建设，树立大卫生、大健康观念，从以治病为中心转变为以人民健康为中心，努力全方位、全周期保障人民健康。

习总书记强调，要把老祖宗留给我们的中医药宝库保护好、传承好、发展好，坚持古为今用，努力实现中医药健康养生文化的创造性转化、创新性发展，使之与现代健康理念相融相通，服务于人民健康。

　　2017 年 7 月，国家中医药管理局启动了中医中药行——中医药健康文化推进行动，使中医药作用的发挥不仅仅在疾病治疗上，还要在重大疾病治疗中发挥协同作用，在治未病中发挥主导作用，在疾病康复中发挥核心作用。让中医养生回归重新成为国人生活方式是大势所趋，顺应了疾病谱由传染性疾病向慢性非传染性疾病转变，人口老龄化速度加快的时代需求，有助于推动以治病为中心转变为以人民健康为中心，全方位、全周期保障人民健康。

　　邓铁涛先生，幼承庭训，笃志中医，数十年如一日为中医药事业摇旗呐喊，呕心沥血，鞠躬尽瘁，其理论功底之深厚、学术视野之开阔，堪称中医药从业者之楷模。作为当今我国第一批获得国医大师殊荣的他，早在 10 多年前便提出了"百岁工程"，希望通过梳理中医药"治未病"的理论与方法并带领更多人在实践中完善，使越来越多的人能够成为百岁老人。如今，邓老早已迈过百岁大关，正神采奕奕地朝向天年前进。在邓老百岁生日的时候，他希望将多年来总结、践行的具有中医药浓厚特色又简单易行的养生理论、观念及方法进一步推广，使更多人获益。而邓老的得意门生邹旭教授及吴焕林教授，日常工作繁忙，但为完成恩师愿想，每于夜深人静之时，诊疗空闲之刻，笔耕不辍，最后整理出本书。纵观是书，理论上体现了"预防为主"的中医"治未病"核心，强调生活方式和健康有着密切关系，主张以养生为要务，倡导"身心和谐""天人合一"的具有中医特色的养生观。此外，通过对邓老经常使用的养生24法进行详细介绍，从情志调摄、劳逸适度、膳食合理、起居有常等多方面渗透、贯通于日常生活之中，简单易行，切实有效，值得推广。

希望本书的付梓，能有助于更多人获取对健康有益的养生观与养生方法，像邓老一样达到健康又长寿的状态，迈过百岁大关。

国医大师　　2017 年 9 月

主编
的话

　　2001 年，恩师邓铁涛先生曾立下一个目标，要完成"百岁工程"。他希望能以"上工治未病"的思想来指导世人养生，达到长寿又健康的目的，并要求我们这些弟子协助推广他总结并践行的养生理论与方法。2016 年年底，恩师迎来了 101 岁（农历）寿辰。当天，老人家步入祝寿会现场时便在众人面前打趣道："今天气温下降，与我相比，大家穿着略显单薄。也难怪，我才 1 岁，这么娇嫩，要多穿一件衣服保保暖。"引得满堂欢笑。虽已届 101 岁高龄，作为最长寿的国医大师，邓老仍精神矍铄、思维清晰、谈吐幽默，吹蜡烛、切蛋糕，全程笑逐颜开。临别时，邓老再次嘱咐我们要推广中医药养生保健之道，造福民众。因此，才有了本书的出版。

上工治未病　医之灵魂　医之载器

虚邪贼风避之有时，恬淡虚无，真气从之，精神内守，病安从来　养生重于治疗

邓铁涛　二〇〇五年

当下，随着生活水平的提高、医疗条件的改善，人们对健康与长寿的渴望与日俱增。然而，心脑血管疾病与肿瘤疾病患病率居高不下，如《中国心血管病报告 2015》最新数据显示：中国心血管疾病患者已达 2.9 亿人，心血管病死亡率居疾病死亡构成的首位，冠心病正是心血管疾病死亡的首要原因，是威胁人类健康的"头号杀手"。此外，焦虑、抑郁等心理疾患更摧残我们的健康。现代不少研究显示，通过改善生活方式或通过一些养生保健的方法，很多疾病可以先行预防，使我们过得

更加长寿与健康。数十年来，邓老非常重视中医"治未病"理论的研究与实践，并总结了很多确实可行的方法，如本书中提到的24法；在理论层面上也有其自身特色，如重养德、重养心、养脾胃、养肾等。跟师这些年来，我除了向师傅学习中医药诊疗疾病外，也在不断向他学习如何养生保健，如八段锦的练习等，获益匪浅。目前，102岁的邓老还每天午后走动，晒晒太阳，出出汗等，践行着那些简单易行，又卓有成效的养生方法。老人家现在依旧坚持读书看报，练习气功，还为我们这些学生指点迷津，有时为了中医药发展的事情与相关领导进行探讨。我自身多年来学习邓老的养生保健方法也颇有心得与收获，即使每天非常繁忙，依旧坚持用他教导的方法进行练习，精力充沛，感觉这些方法虽然简单，但只要坚持，日久效果显著。

如果您对自己健康状况深表担忧，如果您对五花八门的养生保健书籍无所适从，如果您想窥探百岁国医大师长寿之秘，不妨翻阅此书，并行动起来，坚持下来。我相信，不久后很多意想不到的收获会从您身体中得到印证。当然，除了书中介绍的一些理论与方法外，作为邓老的学生，我想，邓老的养生方法要发挥更好作用，很重要的一点就是"养心"。

| 一 | 至诚之心

邓老一辈子坎坷不断，但对中医药矢志不渝，无论是在逃难中国香港之时，还是在备受责难之时，他始终怀有坚定的信心，始终对中医药存有赤诚之心。同样，他对中医药"治未病"的理论与方法亦坚信不疑，数十年如一日践行之。2001年，已过耄耋之年的邓老更提出了"百岁工程"，并让我们这些徒弟帮忙推广，希望中医药能够帮助更多人达到"寿而康"的状态。还经常教导我们养生要义在于："至诚无息，不息则久，久则寿。"也就是必须持之以恒，锲而不舍，不可半途而废，不然则难以获得效果。

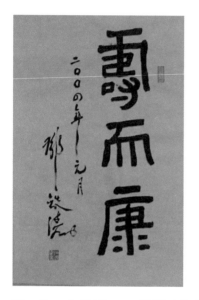

对于坚持，很多人或许听过苏格拉底与柏拉图的故事。希腊著名学者在应对学生提问如何才能成为学识渊博的学者时，说："今天我们只做一件最简单也是最容易的事，每个人把胳膊尽量往前甩，然后再尽量往后甩。"苏格拉底示范了一遍，说："从今天开始，大家每天做 300 下，能做到吗？"1 个月后 90% 的学生坚持下去了，但 1 年后，所有学生都放弃了，只有柏拉图坚持了。

实际上，很多人都会犯下"虎头蛇尾"的毛病，一开始往往激情澎湃，然后渐渐失去兴趣与坚持，最后放弃。养生之路也是一样的道理，很多人天天看各种养生保健书，不断学习新方法，却极少能够持之以恒地遵循某些方法，最后自然难以奏效。邓老能够健康地活过 100 岁，没有恒心与毅力确实难以达到。而坚持的前提往往需要信心，很多时候，"信心比黄金和货币还要贵重。"

| 二 | 欢喜之心

世界各地长寿老人的很多调查显示，乐观开朗是他们的常见特点。很多人承受着巨大的压力，时刻处于紧张、压抑、苦闷的心境，越来越多的人步入了亚健康的队伍，不少人还被诊断为患有心理疾病。抑郁症、焦虑症等名词正像梦魇一般，骚扰着很多人的生活，甚至使有的人走上"不归路"。而拥有"欢喜之心"的人则极少罹患这些疾病，比如 2015 年 1 月 3 日去世的美国长寿明星柏妮丝（115 岁），生前总结自己健康长寿最大的秘密就是要做个生性乐观的人，因此，遇到压力要学会放松。

中医认为，五脏六腑心最"大"，心主神明、主血脉、主汗，称"君主之官"。"心主神明"，简单来说就是心为人身之主宰，神明之心发出的意志，可以驾驭精神情绪、调适寒暑，这样就能维持身体内外环境的平衡，保证身体的健康。很多人不知道，心主神明，说的其实是"喜"，这也是养心的最高境界。想要心脏强壮，不能不快乐，更不能恼闷不语，因为"心开窍于舌"，主张中老年人多与别人沟通交流，"多吹吹水"，广州老人多有上白云山"登高而歌"的爱好，每天高高兴兴地，不忙不乱，不焦不躁，心境平衡，其实这就能养心了。

接触过邓老的人都知道，他是一个非常乐观幽默的人，很喜欢开玩笑，时刻面带笑容。可以说，拥有"欢喜之心"是邓老养生卓有成效的根源之一。

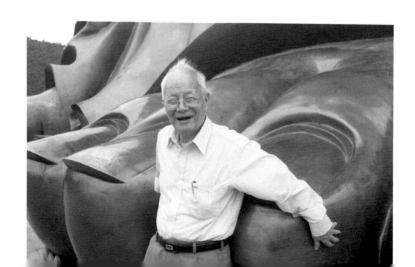

| 三 | **无私之心**

邓老家里挂着一位已故名人给他的题词："心底无私天地宽"。多年来与邓老的接触，我发现邓老一心为公，私心极少，这也是其养生成功的要诀之一。邓老认为，养"心"是养生的重要部分，要虚怀若谷，淡泊名利，这样容易达到"恬淡虚无"的状态，容易使得内心安宁。而所谓"恬淡"就是安静，无愧于心，"虚无"就是没有欲念和患得患失的思想情绪。邓老认为做人要胸怀广阔，不患得患失，使精神经常处于稳定的状态，疾病就不容易发生了。这是养生防病的大前提，是延年益寿的指导思想。美国研究人员曾对 700 名百岁老人进行了 3 年的跟踪研究，发现他们共同的长寿秘密就是很少发愁，基本不发火，一辈子保持心平气和的态度。

跟随邓老多年以来，很少见到老人家为了自身待遇问题发愁。很多到过邓老居所的人都觉得很奇怪，老人家数十年来居

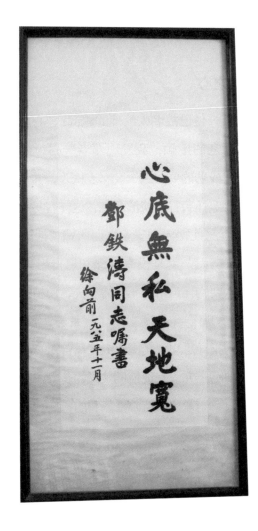

心底無私天地寬

鄧鐵濤同志囑書

徐向前　一九八五年十一月

然就住在当年学校分给他的一个小而旧的房子里面，甚至有人为他叫屈，而邓老却不觉得委屈。90 年代初，邓老曾治好过一个中国香港富商的疾病，后来富商为了答谢他，坚持要送给邓老一笔钱。最后邓老推辞不过，建议富商将钱送给一个中医药学会，作为发展中医药之需，这就是邓老的大公之心，心中无我，胸怀天下。

当然，除了上述几点外，实际上邓老养生理论内涵丰富，方法多样，简单易行。翻阅本书，邓老养生之道可以管窥一斑。虽然邓老养生 24 法很多看似平淡无奇，但这些方法往往可以融入于日常生活之中，不知不觉地改变你的生活方式，从而使你离"寿而康"的状态更加接近。笔者希望你通过书中介绍的一些方法修习后，能够体悟到更多的养生之道，以达天年。

目　录

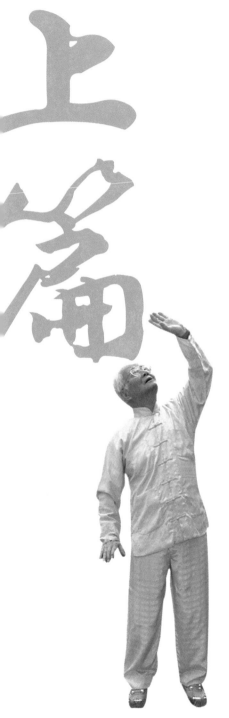

活到百岁的
养生观

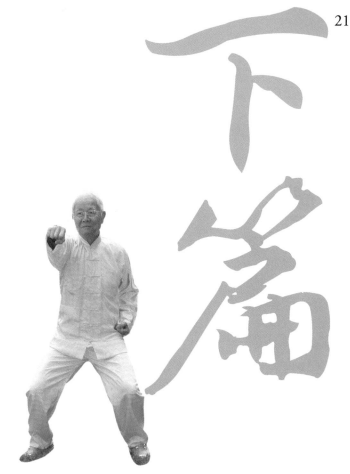

下篇

我的养生 24 法

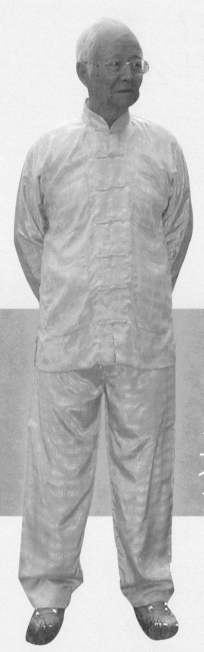

上篇

活到百岁的
养生观

什么是养生？
养生养的是什么

谈到养生，"上工治未病"是我养生的指导思想，我认为"养生将重于治病"；并且提倡实施"百岁工程"，希望能以"上工治未病"的思想来指导世人养生，达到长寿又健康的目的。

"上工治未病"的思想实际上来源于两千多年前的中医经典著作《黄帝内经》，原话是：

> "是故圣人不治已病治未病，不治已乱治未乱，此之谓也。夫病已成而后药之，乱已成而后治之，譬犹渴而穿井，斗而铸锥，不亦晚乎。"（《素问·四气调神大论》）

这些话很朴实，但是现在很多人，包括不少医生都不去执行。病人非得等到有了疾病，甚至到了危重阶段，才开始着急；医生则自以为能治疗好急危重症，才是真正厉害的本事。不过要是仔细想想，现在好多人得了高血压、糖尿病、颈椎病，哪一种疾病医生能告诉你，他能帮你根治的？到了病重，进了医院，越治越重，跑到重症监护室，结果好多钱也花了，人么，也差不多没了。想想，要是平时自己稍微花点心思，做做养生保健工作，怎么会那么容易得

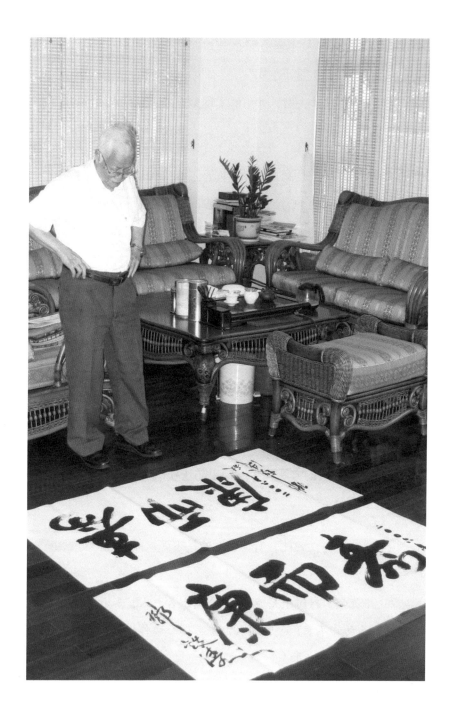

病？所以我们的古人才老是那么苦口婆心地劝诫我们，要"治未病"。实际上，"养生重于治病"。只有树立起正确的健康与疾病观，在日常生活中确实地去做，才可能实现寿而康的目的。

那么，究竟什么是"养生"呢？我认为，从中医学上来讲，养生是讲一个人的生命活动要"形神统一"。所谓"形"是指整个形体、身体，"神"是指心神、意志、思维等。而"形、神"又与天地相应，是人与自然的统一，即"天人合一"。中医认为人是在大自然这个环境里生活的。除了大自然之外，影响人类的，还有人与人之间的关系，也就是社会的因素。养生就是要统筹协调好"形、神"两者以及会影响到两者的各种社会的、自然的因素之间的关系，协调好生活中的各个方面，使自己的身体和心理都达到很健康的状态，从而获得长寿。这种良好的状态，中医学把它称作"形神统一""阴平阳秘"。这些概括起来就是"未病先防"。

养生的另一个工作就是要"已病防变"，即虽然已经得了某种疾病，但是通过适当的方法和手段，来防止疾病进一步进展，乃至逆转疾病的进程。

谈到养生的方法，比较有代表性的是下面这段对话：

（黄帝）乃问于天师曰："余闻上古之人，春秋皆度百岁，而动作不衰；今时之人，年半百而动作皆衰者，时世异耶？人将失之耶？"

岐伯对曰："上古之人，其知道者，法于阴阳，和于术数，食饮有节，起居有常，不妄作劳，故能形与神俱，而尽终其天年，度百岁乃去。今时之人不然也，以酒为浆，以妄为常，醉以入房，以欲竭其精，以耗散其真，不知持满，不时御神，务快其心，逆于生乐，起居无节，故半百而衰也。"（《素问·四气调神大论》）

用现代的话，大概意思就是：以前那些人，为啥都能长寿健康，行动又不迟钝；现在的人，年纪没过五十，怎么就显得那么衰老，经常得病，是时代变了？还是人不行呢？

答案就是：以前那些长寿的人呢，是因为掌握了养生的规律，又切实地去执行；现在的人，灯红酒绿，房事不节，欲望无穷，起居毫无规律，饮食乱七八糟，无时无刻不违反着长寿的规律，自然死得又快又惨了。

再把养生的大原则稍微解释的细一点，就是：要想活得老，又活得好，就是要做到以下几方面：

·根据自然界的阴阳消长的变化规律和特点，调养身心。

·施行合宜的养生术，如导引、吐纳等。

·饮食和五味，忌偏嗜、节饥饱等。

· 起居有常，生活、工作有规律。

· 不过度劳作，无论劳动还是进行房事，都要适可而止。

这些方法，在"我的养生 24 法"里面会具体谈到。当然，我觉得养生需要先充分认识以下三个方面，即"身心和谐""天人相应""识病防病"。

身心和谐

即指人的健康，包括"身"和"心"两方面的健康。要求我们不但身体要好，还要有良好的心态、精神和情绪等。

天人相应

即要求我们养生要"法于阴阳、顺应自然"，一定要根据天气和季节等自然界的变化规律，及时调整好我们的生活，如天冷了添衣保暖，天热了降温避暑。

识病防病

就是要我们平时多留意下常见病、多发病的一些普及知识，这样才能帮我们去识别自身的健康状况，从而进行预防和治疗。在下面的章节中，我将进一步谈这三个内容。

做到身心和谐的
秘钥

　　我的养生，是以达到"身心和谐"为基本目标；这是因为，当人体处于身心和谐的状态时，身体各项生理功能都处于较佳的状态，最有利于防病保健和延缓衰老。

　　世界卫生组织（WHO）对健康提出的新概念是："健康不仅仅是不生病，而且在身体上、心理上和社会适应上都处于完好状态。"也就是说，身心和谐才是真正的健康。

　　身心和谐是指一个人的身体、心态、精神、情绪都处在一种比较健康、协调的状态。身心和谐不仅仅指身体的健康，而且还要心态平和，情绪饱满稳定，身体各部分功能配合默契，运转正常，自我控制和调节能力，化解矛盾、平抑怨气、排解焦虑的能力较强。人体处于身心和谐的状态时，有助于保持心境的愉悦，使气血畅达、各器官功能旺盛、免疫力增强，从而有利于防病保健和延年益寿。

　　虽然身体和精神两方面的调养都很重要，但对于养生保健而言，我觉得首先是调养精神，然后才是保养身体。

古人告诫我们"精神内守，病安从来""正气存内，邪不可干"，强调的是精神因素对于养生保健的重要性。一个人如果拥有很好的精神状态和乐观向上的心态，即使疾病缠身，也会因为身体所具备的良好的修复和调节能力而容易获得痊愈；相反，如果一个人每天的心理状态都很糟糕，对自己的生存状态很不满意、牢骚满腹，即使原本身体条件很好，在这种恶劣的心境影响下，也很容易罹患多种疾患。

一个人生存在这个社会里，总会遇到各种契机，需要面对各种问题和挑战，我们需要学习正确处理这些问题的方法，尽力让自己保持在最佳的心理状态，以使得气血畅达、阴阳协调、免疫力增强，而有利于健康长寿。

中医讲究整体观，人的精神和身体是相互影响、密不可分的一个整体，养生保健自然也需要重视对精神和身体的顾护。人类的任何生命活动和社会活动，都必须建立在物质身体的基础上才能完成，"皮之不存，毛将焉附？"如果连身体这个"躯壳"都保护不好，那么精神又以何处为"居所"呢？因此，要想达到"身心和谐"的状态，不仅仅要注意对精神的调养，还需要处处爱护我们的身体。

要想达到身心和谐的理想状态，便要求我们在日常生活起居中注意对身体和精神两个方面的调养和爱护，即"养心"和"养身"同时进行。

◈ 如何养心

养心保健，可以通过两种途径进行：第一是重视对精神情志的调养，避免不良情志因素对人体的损害；第二则是进行适当地调心锻炼，通过身体行动来实现心神安宁健康。

调养神志

调养神志，核心在于养神。心藏神，为一身之主。

> 《素问·灵兰秘典论》指出："主明则下安，以此养生则寿，殁世不殆，以为天下则大昌；主不明则十二官危，使道闭塞而不通，形乃大伤，以此养生则殃，以为天下者，其宗大危。"

所以保养心神是养生之要义。

要保养心神，首先要重视七情（即喜、怒、忧、思、悲、恐、惊）的调节，勿使太过，才能使全身的阴阳得以平衡，达到"正气存内，邪不可干"的境界，这是养生防病的大前提。中医强调七情内伤是疾病的主要病因之一，如过怒则伤肝，情志失节，心情失畅，恼怒与精神紧张，都足以伤肝，可出现肝阳过亢的高血压。肝阳过亢的继续发展，则可以化风、化火而出现中风症候（脑血管意外）。忧思劳倦伤脾或劳心过度伤心，心脾受损，久则可导致痰浊上扰，抑或心脾失养、气血失畅而容易导致冠心病。

具体的调养方法就是从这些原则出发：减少各种欲望，保持精神的安闲清净；七情正常有节制；同时避免各种不良因素对心神的刺激。

素有修炼而高明的人，通过调养神志之后，便有可能达到：

"嗜欲不能劳其目，淫邪不能惑其心"

"美其食，任其服，乐其俗，高下不相慕"

"以恬愉为务，以自得为功"（《素问·上古天真论》）

上面这些话，也可以用来评判我们的神志调养效果究竟如何。

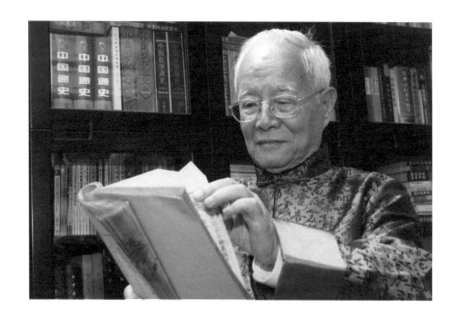

"嗜欲不能劳其目，淫邪不能惑其心"讲的是，通过减少自身欲望，在尽自己努力的情况下，不要去过多羡慕别人有高楼大厦，名牌车子，各种贵重物品等优越的物质条件，毕竟钱财是身外之物，"生不带来，死不带走"，同时，淫秽的事物不能让你的心受到诱惑。像现在离婚率那么高，很多人其实就是受到美色淫邪的诱惑，厌弃结发之妻，"包二奶，养小秘，逛色情场所"，这样长时间是会严重影响自己的身体健康的。

"美其食，任其服，乐其俗，高下不相慕"，就我来说，我一直住的是以前学校分给我的房子，一个又小又简陋的房子，里面堆满了各种书籍、信件以及一些字画等；我穿的也是很普通的衣服，好几件加起来估计都不够别人买一件。但是，我为自己的兴趣和爱好在工作着，觉得很满足。

"以恬愉为务，以自得为功"，用句俗话来说就是"知足常乐"。

这种精神境界，儒家也是非常提倡的。比如孔子最为钟爱的学生颜回（鲁国人，字子渊）就是典型的例子。孔子一再褒奖他，说："贤哉回也！一箪食，一瓢饮，在陋巷，人不堪其忧，回也不改其乐"；"回也好学，不迁怒，不贰过"。

调心锻炼

要减轻心理负担，排遣不良情绪困扰，需要懂得及时给自己释压，将不良情绪及时宣泄出去。

先来介绍一种现代社会心灵减压的好方法——"静心功"。

静心功，是指通过一定的方法，将心中不必要的负担或压力以及不良情绪及时地排遣出去，使自己的内心保持平静、情绪保持稳定的一种养生锻炼方法。

静心功实际上是在调养神志的指导下进行的，只有拥有良好的世界观，才能真正调养好心神，当然，借助身体上的修行，从而达到心灵的安宁，也是比较有效的方法。

练习静心功的方法有多种，如静坐、冥想、瑜伽、气功等，都是注重对内心世界的修炼，对整体精神状态的调整，对于静心是很有帮助的。其核心是，通过静坐、入定、冥想等方法，集中思想，把头脑中存在的不利于自己情绪健康的东西消除掉，使自己获得内心的平静，轻装上阵，面对生活。这些在"我的养生24法"里面会进一步介绍。

除去静功的练习，还可以通过一些舒缓柔和的运动锻炼来帮助自己释放压力和不良情绪，获得内心的平静。

如练习打太极拳、八段锦、旅游以及一些比较轻松的舞蹈等都是不错的选择。这些和缓的运动形式，可以帮助人体的气血流通，改善身体各部位的供血，既有利于身体健康，又可减轻神经、情志系统的负担，起到很好的放松效果。

除了在24法里面介绍的方法外，其实我很常用的方法便是通过

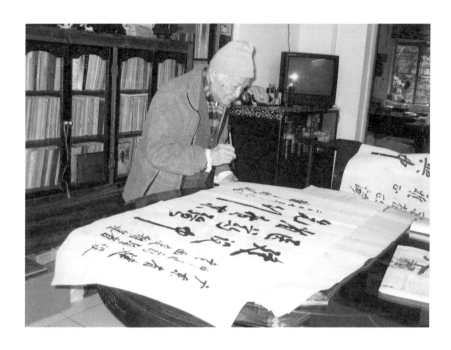

书法来帮助自己平静心灵。

练习书法时，挺胸昂首，两腿自然分开，做到头正、身直、臂开、足安，如太极拳的蹲马步一样，用毛笔蘸了蘸墨水，悬肘，不急于先动笔，而是需要先潜藏一下自己，养足精神，调匀气血，心平气和，意动人静，直至进入忘我的境界，这才挥毫泼墨起来。

这个过程中，我可以不思声色，不思得失，不思荣辱，心无烦恼，形无劳倦，运笔让气力相生，精神专注，颇合于循体之规、庄子"无厚入有间"的养生之道，对身体起到调节和修复的作用，以推迟或延缓大脑和身体的衰老。

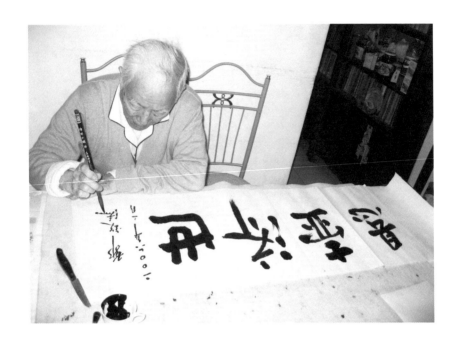

　　对于退休的老年朋友，若文化根底比较好的，可以学习诗词歌赋，练习填词作诗，这些既能让人觉得充实，也能锻炼大脑，使心胸更加宽阔，有益身心。

❀ 如何养身

　　下面就简单谈谈日常养身的一些注意事项：

虚邪贼风，避之有时

　　虚邪贼风是在时令中没有正常气候的时候，中医叫作虚邪贼风，这些异常气候容易导致人发生疾病。如 2008 年我国大范围发生雪灾，好多人因此生病，甚至还导致死亡，这就是虚邪贼风。像夏天，空调开得太猛了，不少人又是感冒，又是拉肚子的，其根源便在于那些人不但不避虚邪贼风，还自己去招惹它。再比如，天下暴雨，你不躲着点，偏偏走在雨下淋。结果呢？你原来身体底子要是够好，估计一次两次还没大事；但是，如果长期这样，就容易引发疾病。因此，古人告诫我们要"避之有时"，这样"病安从来"？

那么，怎么才能做到"虚邪贼风，避之有时"呢？

其实很简单，就是要我们顺应自然界的变化，及时调整好我们的作息。比如预防方面，在春、夏、秋、冬不同季节，便要根据天气特点，按照一定的原则，安排好我们的作息起居、情志调摄等，如春避风温、夏避暑热、长夏防湿热、秋避燥邪、冬避寒冷。再比如，天气冷了，你事先便要注意多添件衣服；下大雨了，就算外出，也要带上雨具。虽然，这些事情很琐碎，大家都懂，不过我还是要提一提，因为不少人是"知易"而"行难"。更为具体的内容，可以参考"天人合一"章节。

重视运动，勿使过度

提倡体育运动以增强体质，从而达到却病延年的目的，在我国是古已有之。汉代华佗在论五禽戏时指出："人体欲得劳动，但不当使极耳。动摇则谷气得消，血脉流通，病不得生。"虽说"生命在于运动"，但"不当使极"很重要，尤其对于体弱者来说，应予以足够的重视。就算身体强壮，也要注意适量。好多运动员，退役后一身毛病，我以前就给不少退役运动员看过病。

运动的种类很多，从传统的角度来看，可分外功与内功两大类型。体操、跑步外加拳术之类，比较使用外劲的运动属外功；五禽戏、太极拳、八段锦之类属内功。若以强壮身体为目的，则内功、外功均可；如从养生角度来考虑，尤其是对老年人来说，则以内功为好。

不良生活，务必改正

中医学对人体生病和寿命长短的规律进行了长期的探讨，最有代表性的，可以概括为：

> "今时之人不然也，以酒为浆，以妄为常，醉以入房，以欲竭其精，以耗散其真，不知持满，不时御神，务快其心，逆于生乐，起居无节，故半百而衰也。"（《素问·上古天真论》）

不良的生活方式和习惯都会对人体的健康造成很大的危害，而且危害是多方面的、严重的，我们对此需要给予充分的重视。

·长期睡眠质量下降，不仅影响白天的工作状态，使工作效率下降；长期睡眠不足，还容易造成失眠、健忘、记忆力下降、神经衰弱等症状。

·早餐随便应付，进食不够营养，不仅影响上午的工作和学习，还容易因饥肠辘辘而午餐进食过多，加重肠胃负担，影响消化系统功能。

·长期高脂肪、高蛋白、高热量饮食，蔬菜、水果摄入相对不足，容易引起人体热量堆积，长期如此，容易引起肥胖、血脂异常、糖尿病、高血压等疾病而危害健康。

·现代人随着工作和生活节奏的加快，代步工具的普及，人们普遍缺乏运动锻炼，长期如此，导致体质下降，对普通疾病的抵抗力下降而容易罹患感冒、肺炎等疾病。

·办公室一族，还容易引起颈椎病、头痛、头晕、精神不济等，此外还容易导致肥胖症、血脂紊乱、高血压、糖尿病、冠心病、中风等疾病的发生。

·至于吸烟、酗酒等不良生活嗜好，更容易引起诸如急、慢性支气管炎、肺炎、肥胖、酒精性肝病，甚至肺癌、肝癌等疾病。

因而，我们务必要想方设法改变自己不良的生活方式。至于如何改变，可以参考"我的养生24法"章节。

做到天人合一的
智慧

在谈天人合一话题前，我们先来看看中医经典是如何论述的。

> "智者之养生也，必顺四时而适寒暑。"（《灵枢·本神》）

也就是说，养生应顺应自然界的气候变化规律安排日常生活，达到"天人合一"，才是明智的。这是因为，"阴阳四时者，万物之终始也，死生之本也，逆之则灾害生，从之则苛疾不起"（《素问·四气调神大论》）。就是说，要想长命百岁，就要遵循自然规律；如果违反自然法则，便容易生病，折寿。比如冬天来了，冰天雪地的，本应该多穿点衣服，躲在屋子里面，开着暖炉；这时你不但不这样，还赤条条地到处跑，结果可想而知了。再如酷暑的时候，太阳晒得人汗流浃背的，失水很多，你不但不找阴凉的地方避暑，也不补充水分，还拼命四处奔波，那你不中暑谁中暑？所以中医学又告诉你：

> "是故圣人春夏养阳，秋冬养阴，以从其根，故与万
> 物沉浮于生长之门，逆其根则伐其本，坏其真矣。"（《素

问·四时调神大论》）

在具体的起居调理方面，古人提出了"春夏养阳，秋冬养阴"的原则。针对四时气候变化，提出了具体的做法。如"春……夜卧早起，广步于庭；夏……夜卧早起，无厌于日；秋……早卧早起，与鸡俱兴；冬……早卧晚起，必待日光"。如果我们能总结古人的这些宝贵的养生经验，贯穿到我们的实际生活中来，自然能尽享天年了。

下面就简单谈一下我对四时养生的一些经验及建议，希望能对您生活提供一定的帮助。

❀ 春季养生

> "春三月，此谓发陈，天地俱生，万物以荣，夜卧早起，广步于庭，被发缓形，以使志生，生而勿杀，予而勿夺，赏而勿罚，此春气之应，养生之道也。逆之则伤肝，夏为寒变，奉长者少。"（《素问·四时调神大论》）

春季是万物复苏的季节，大地开始回暖，草木开始发芽，万物生机勃勃，人体也同万物一样，经过了寒冬的考验，迎来了春天。随着气温的回暖，人体内阳气开始升发，腠理疏松开泄，各组织器官功能开始活跃，细胞代谢逐渐趋于旺盛，新陈代谢加快。

可以说，春季最突出的特点就是"生"。因此，我们做什么，就要从这个"生"字入手，这样才是"春气之应"。顺应春季的气候变化特点和人体在春季的生理变化特点，合理安排我们的日常生活起居，才有利于养生保健。下面就谈一谈春季的养生保健注意事项。

春季起居注意

春季的起居注意，概括起来就是上面提到的："春三月，夜卧早起，广步于庭，被发缓行，以使志生，此春气之应，养生之道也。"也就是说，在春季中，我们的作息安排最好是能适当地晚睡早起。

俗话说"一年之计在于春，一日之计在于晨"，春季的早晨是一天中阳气升发之时，是一年中生机最旺盛的时候，春季早起后进行适当的户外运动，可以顺应春季的升发之机，促进体内外的气体交换和吐浊纳清，有助于人体的新陈代谢，使人体精力充沛。

春季着装——"春捂"

中医讲春季五行属"木"，木性轻扬开泄、主升发，故春季多风邪，加之春季气候乍暖还寒，昼夜气温变化较大，此时人体如果穿衣不当，就很容易感受风寒之邪而发病。

因此，虽然春季气候已经渐转温热，但也不宜过早去除棉衣，而应适当的晚脱衣，保持身体的温暖，也就是民间所称"春捂秋冻"中的"春捂"。

春季宜增加运动量

严冬季节，由于气候寒冷，热量流失快，人们为了保暖而多躲于温暖的室内，缺乏户外运动；加上冬季时人们为了补充热量的散失、防寒保暖，往往进食大量的肥甘温热之品，到了春季，人体已经堆积了大量过剩的油脂。春天来了，气候转暖，万物复苏，此时增加运动量，不仅能够活动筋骨、帮助气血流通、加快身体的新陈代谢、促进阳气的升发，还可以帮助消耗体内多余的脂肪与热量。因此，春季是一年中很好的锻炼季节。

但是春季锻炼时也要注意，由于春季气候乍暖还寒，昼夜温差较大，且春季时自然界风邪较多，因此进行户外运动时，运动量不宜太大，宜微汗即止，不必大汗淋漓、气喘吁吁，以免运动后汗出当风、感受风邪而发病。

适宜春季的运动项目

说到春季户外运动，自然少不了户外踏青。古人早已有了春季踏青、远足的习惯，各种史书、游记等对此多有记载。阳春三月，气候温暖舒适，春风拂面，万物峥嵘，树木吐绿，小草发芽，处处赏心悦目，此时若能与家人、朋友相约到广阔的大自然中去踏青游览一番，呼吸新鲜空气，荡涤心胸，实乃人生一大畅事。

另外，郊外空气新鲜，空气中饱含有益身心的负离子，人们多到郊外走走，多呼吸新鲜空气，可以促进细胞代谢，使人精神振奋、心胸舒畅、大脑清醒，帮助提高工作学习效率。尤其对于平时工作很辛苦的上班一族，周末时间，约上三五知己好友，或陪同家人，到公园、郊外，湖畔、山巅去走一走，实在是闲暇休息的上上之选，而且有益身心健康。

其次，散步、气功、太极拳或八段锦等也都是很适宜春季进行的运动项目，可以选择在清晨或傍晚，在公园等空气清新的地方来进行。这类运动项目比较柔缓，没有很激烈的动作，可以有效帮助人体活动筋骨，畅通气血，升发阳气，是春季很好的运动选择。

春季进食注意

春季时，人体阳气升发，腠理疏松开泄，各组织器官功能开始活跃，细胞代谢逐渐趋于旺盛，新陈代谢加快，人体需要进食富含营养、有助扶助正气、升发阳气的食物，以供给身体所需、升发人体阳气。

具体选择上，可以选择清温平淡的食物，如新鲜蔬菜、水果、优质蛋白等食品，少食脂肪量较高的动物性食品，以清理胃肠、排出积滞。另外，可以适当进食如葱、蒜、韭菜等辛温之品，以助体内阳气升发。

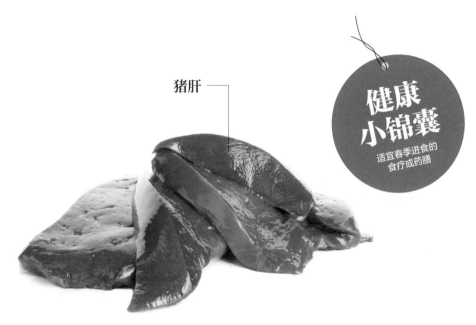

猪肝

健康
小锦囊
适宜春季进食的
食疗或药膳

粳米 ················ 200 克

猪肝 ················ 60 克

食盐、葱、姜、香菜等 ··· 调味品各适量

猪肝粥

做法

将猪肝切碎备用，先将粳米洗净，入锅加水，大火煮沸后约 15 分钟，将猪肝放入继续煮，待将熟时放入食盐、葱、姜、香菜等调味品即可。

功效

猪肝粥具有补血明目、养肝健脾的功用，常人服食可补肝强身，患有贫血、头晕、目疾、肝病者更适宜服用。

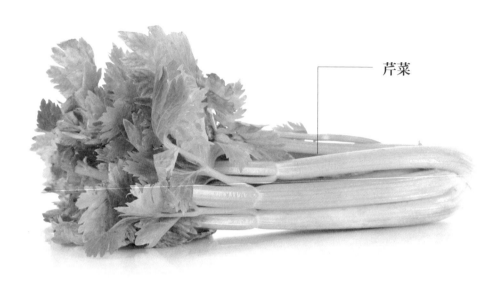

芹菜

芹菜粥

芹菜 ⋯⋯⋯⋯⋯⋯⋯⋯⋯⋯⋯ 300 克
粳米 ⋯⋯⋯⋯⋯⋯⋯⋯⋯⋯⋯ 200 克
食盐、葱、生姜、香菜等 ⋯⋯ 调味品适量

▪ 做法

将芹菜洗净切成细丁备用，粳米洗净入锅加水煮，待粥八成熟时放入芹菜丁，最后放入适量食盐、葱、生姜、香菜等调味品即可。

▪ 功效

芹菜粥清淡易消化，含有丰富的植物纤维素，是适宜春季常服的粥类。芹菜粥还具有清肝明目、解毒利水的作用，对于头痛、眩晕者尤为适宜。

菠菜粥

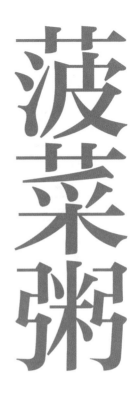

菠菜 ···························· 300 克
粳米 ···························· 200 克
食盐、葱、生姜、香菜等
···························· 调味品适量

▌做法

先将粳米洗净，入锅加水，上火煮，将菠菜切碎备用，待粥快煮熟时加入菠菜及食盐、葱、生姜、香菜等调味品再煮片刻即可。

▌功效

菠菜粥清淡易消化，具有疏肝养血、润肠明目的作用，适合所有人服用，尤其适合于年老体弱、血虚肠枯而习惯性便秘及视力下降的人群服食。

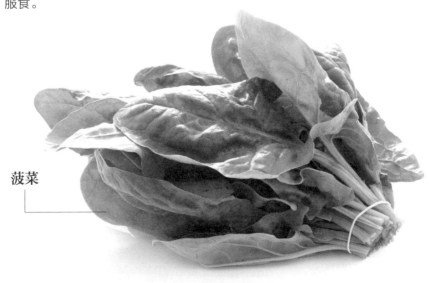

菠菜

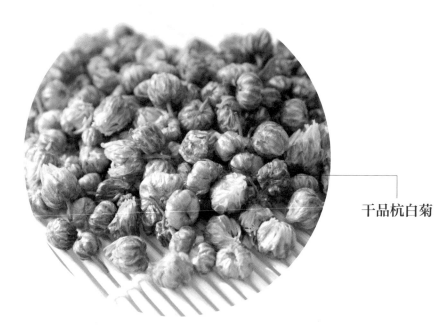

干品杭白菊

菊花粥

粳米	200 克
干品杭白菊	15 克
白糖或冰糖	适量

做法

先将粳米洗净，入锅加水，上火煮开，将杭白菊放入共煮，待粥煮熟后放入适量白糖或冰糖即可。

功效

菊花粥具有很好的清肝明目、凉血解毒的作用，正常人春季可适量服食，对于有头晕目眩、目赤肿痛者及高血压病人更适宜服用。

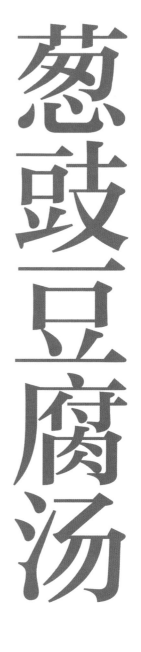

豆腐 …………………… 400 克

淡豆豉 ………………… 适量

葱白 …………………… 1 根

油、食盐、香菜、生姜等

………………………… 调味品适量

▌做法

先将葱白切段、豆腐切块备用，将油烧热放入豆腐略煎，然后放入淡豆豉、生姜，加适量清水炖煮，先武火后文火，快成时放入食盐、葱白、香菜等调味品即可。

▌功效

葱豉豆腐汤具有疏散风寒、理气温中的作用，适合于感冒风寒，有头痛、鼻塞、流涕、咳嗽、畏风怕冷者应趁热服食。

豆腐

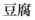

山药红枣糯米粥

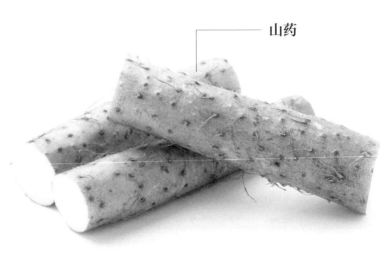

山药

山药	100 克
红枣	10 枚
糯米	100 克
白糖或冰糖	适量

做法

山药洗净削皮切块，将糯米、红枣洗净于山药一起放入锅中，加水共煮，先武火煮开再转文火慢煮，至粥成时加入适量白糖或冰糖即可。

功效

山药红枣糯米粥可健脾补气、养胃和中，常服可健脾养胃。

"春困"的预防

春季时，人们经常容易感觉困乏无力、昏昏欲睡，也就是人们常说的"春困"，"春困"是春季的一大特点。

"春困"常见的原因有睡眠不足、运动缺乏等。"春困"虽说不是病，但如果不注意调整，不仅会使人工作和学习效率下降，还会对人体健康产生不利的影响。

这是因为，如果人们不去主动克服"春困"现象，就会终日睡眠过多，从而影响人体气血的流通和阳气的升发开泄，使人体的新陈代谢减慢，不能适应春季气候大环境的变化，对人体的整体精神面貌将造成不良的影响。另外，由于缺乏运动，冬季体内堆积的代谢废物不能及时排出体外，会对健康造成不利的影响。

因此，对于"春困"现象，我们需要给予必要的重视，并采取一定的办法予以预防。

克服"春困"的办法有多种，此处简单介绍几种：

·顺应大自然和人体的变化规律，晚卧早起，增加运动量，晨起后适当地运动，以提神醒脑。

·保证充足的睡眠，白天可以适当地安排一定时间的午睡。

·注意居室内空气的流通，保证人体呼吸到新鲜的空气。

·闲暇时间多进行踏青等户外运动，以欣赏春季大自然的美景，开阔心胸，吐浊纳清，培养积极、上进的精神面貌。

春季易患疾病的预防

春季是万物复苏的季节，也是多种疾病好发的季节。

春季常见的疾病有风寒感冒、流行性感冒、支气管哮喘、鼻炎、荨麻疹、花粉热、肝病、宿疾等，这些疾病之所以在春季多发，与春季特殊的气候环境特点是密切相关的。如果我们能注意从发病的原因上去预防，就可以有效减少此类疾病的发生。

风寒感冒

春季人体易患风寒感冒，往往是由于春季气候渐渐转暖，人们的户外运动量也增加，有些人不注意及时增减衣物，导致风寒之邪侵袭人体而发病。

预防方案

·注意春季的防寒保暖。

·注意饮食的清淡营养，并适量进食辛、甘、温等助阳气发散的食物，帮助人体阳气升发。

·增加运动锻炼，帮助气血流通，增强体质，从而减少感冒的概率。

流行性感冒

流行性感冒的发病多是由于空气中的细菌、病毒等微生物的传播。

预防方案

·增加居室内空气的流通和对空气进行杀菌消毒，消灭传染源。比如经常开窗通风换气，使用空气净化剂，以及在居室内放置具有杀菌作用的薄荷油等挥发性物质来帮助空气的净化，在流感流行期间，还可以在居室内采用食醋熏蒸的方法来杀灭流感病毒。

·还要注意多进行体育锻炼，以增强体质，增加对流感病毒的抵抗力。

过敏性疾病

支气管哮喘、鼻炎、荨麻疹、花粉热等过敏性疾病的发生，主要是由于春季春暖花开，百花齐放，空气中的花粉微粒增多，由于其微粒较小，很容易随风到处传播。一些属于易过敏体质的人群，在吸入了这些花粉微粒或皮肤接触到花粉微粒后，即会因花粉的抗原刺激作用，引发人体的过敏反应，而表现为支气管哮喘、鼻炎、荨麻疹、花粉热等疾病。

预防方案

·减少与花粉微粒接触的机会。对花粉容易过敏的人群，春季应当尽量减少外出的机会，外出时最好戴上口罩、穿戴包裹性好的遮体衣物以减少与花粉微粒接触的机会。

·最好随身携带抗过敏的药物，一旦出现咽喉发痒不适、咳嗽、气促、气短、皮肤发痒、全身发热时，应尽快离开此地，远离过敏原，症状较重者，应口服抗过敏药物或及时到医院就诊治疗。

慢性疾病复发

春季也是慢性肝病、高血压、眩晕等疾病容易复发的季节，这与春季的季节特点关系密切。中医讲，春季五行属"木"，木性轻扬易发散，肝脏五行也属"木"，其性开合，喜升扬疏散；春为肝之季，木令太过则易生风伤阴，甚至肝风内动、肝阳上亢；并容易导致诸如高血压、眩晕、慢性肝病等疾病的复发。

预防方案

·可以服用一些具有滋阴柔肝功用的花茶、药膳，如菊花茶、桑椹茶、银耳粥等以益阴柔肝，息风潜阳。

·还要注意减少或避免能使肝火亢奋的各类因素，注意饮食清淡营养，不宜过食大热、大辛之品，如人参、鹿茸、附子等，多食新鲜蔬菜和水果，不要过度劳累，保持情绪稳定。

宿疾

宿疾，是指缠绵已久的顽固性疾病。宿疾的发生，不仅与春季气候变化特点相关，还与人在冬季保养不当或年老体虚等因素密切相关。春季是一年中气候交替较明显的季节，有些人冬季保养不当，过食肥甘厚味，或居室内气温过于温热，导致痰邪内蕴，春季时，风令主行，宿痰受风邪牵引，因此容易出现头晕、胸闷、恶心、呕恶、倦怠困顿、肢体乏力等症状。对于一些老年体弱且患有宿疾者，就容易导致旧病复发。

·为了预防春季宿疾的复发，应当在日常生活中的饮食、起居、运动各个方面做好保健工作，增强体质，积极预防疾病复发。

春季精神调摄

按照中医学理论，春季属"木"，肝木之气当令。春季时，万物生机勃勃，给人以生命的希望。民间谚语讲："一年之计在于春"，我们应当顺应春季的这种特点，在一年之首立下宏伟的目标，制定好本年度的工作和生活计划并积极去实施。

此外，春季调畅情志还包括"制怒"。春季为"木"，"木"应肝令，喜条达而恶抑郁，气机不畅则易生怒，怒是七情中对人体危害最大的一种情志，"怒伤肝"、"怒则气上"，发怒容易损伤肝脏，还容易诱发高血压、脑血管意外等疾病，因此，春季调养情志时，"制怒"是很关键的工作。

尤其对于经常容易发怒、肝阳上亢的人群，如果春季不注意对情绪的调控，很容易在春季时使得高血压、眩晕等疾病复发或加重，甚至诱发心脑血管等疾病而严重危害健康。这类人群在春季时，适宜到户外多走动，以疏理、条达体内的抑郁之气，舒畅情志，使心情平静，减少怒气的产生。

❀ 夏季养生

> 夏三月，此谓蕃秀，天地气交，万物华实，夜卧早起，无厌于日，使志无怒，使华英成秀，使气得泄，若所爱在外，此夏气之应，养长之道也。逆之则伤心，秋为痎疟，奉收者少，冬至重病。（《素问·四时调神大论》）

夏季是一年中最热的季节，烈日当空、气候炎热、绿树成荫、蝉鸣阵阵；夏季也是果实、树木生长最繁茂的季节。炎热是夏季最突出的特点，人体在夏季阳气旺盛、趋于体表、气血运行畅快、腠理疏松、汗孔开张、排汗增多，新陈代谢达到一年中最旺盛的状态。

可以说，夏季最突出的特点就是"长"。因此，养生保健工作便要着力于"养长"，这样才是"夏气之应"。顺应夏季的气候特点以及人体在夏季的生理变化特点来合理安排我们的日常生活起居，才有利于养生保健。下面就谈一谈夏季的养生保健注意事项。

夏季起居注意

关于夏季的起居注意，古人对此已有论述，如《素问·四气调神大论》中言："夏三月……夜卧早起，无厌于日，使志无怒，此夏气之应，养长之道也"。夏季阳气旺盛，人体需要适应气候的这种变化来安排自己的起居，睡眠时间的安排以晚卧早起为宜。

这是因为，白天气候炎热，到了傍晚太阳落山以后气温才渐渐降低，因此，傍晚后是夏季乘凉的好时间，另外由于气候闷热，人在这样的环境下，也很难早早进入睡眠，所以夏季的睡眠时间可稍稍延迟，晚些再睡。由于阳气充盛外浮，气血流通快，人体不像冬天那样需要长时间的睡眠，因此夏季早些起床为好，此外起床早也可趁凉赶赴工作场所，避开上午的阳光照射。夏季白天时间较长，天气炎热，出汗较多，经过整个上午的劳作后，到中午时，人体已经消耗了大量的水分和体力，因而容易感觉疲劳、昏昏欲睡，加上夜晚睡眠时间也相对缩短，因此，中午时最好能有一会儿午睡，以补充上午丧失的体力，也为下午的工作做好准备。

夏季天气炎热，居所的选择以阴凉通风舒适为宜，但是注意不要贪凉太过。有些人喜欢将空调的温度开得很低，或者将风扇对着自己长时间猛吹，人体如果长时间暴露在这种环境下，很容易因受凉伤风而引发热伤风感冒、腹泻、头痛等。

为了身体健康，夏天的起居需要注意：居所适宜选择较阴凉的地方居住，而且温度不宜太低，如不要将空调温度开得过低，睡眠中应适当加盖衣被，顾护好胸腹及关节部位，以免受凉；睡眠中不宜让风扇对着人体直吹，如果天气太热，可将风扇对着床旁墙壁或周围的方向吹，利用风扇的反流风来降温；不宜贪凉露天而卧或睡于草地等阴凉潮湿之地，以免感受寒湿之邪。

另外，夏季气候炎热，人体腠理疏松、毛孔张开，出汗很多，通过皮肤途径排泄的废物比较多，还需要适当增加沐浴次数，以清除皮肤表层的污垢，保持汗孔畅通。沐浴除了具有清洁的功用之外，还有助于解暑降温。

沐浴时水温的选择不宜太热或太凉。人体由于出汗已经大量丢失水分，如果沐浴水温太热，人体容易在沐浴过程中丢失更多水分，加剧血液的黏稠程度，容易发生意外，尤其对于血管弹性下降、血液黏稠度本已增高的老年人，更容易发生脑血管意外。水温太低的话，容易使毛孔突然闭合，汗水混杂污垢瘀阻于毛孔内排泄不畅而发生痤疮等皮肤疾病。

夏季着装——"宽松透气"

夏季气候炎热，人体散热主要通过皮肤排汗的方式。因此，夏季着装宜选择宽松舒适、透气性好、吸湿性和传导性好的衣物，如真丝、棉、麻织品为原料做成的夏装；颜色的选择上以白色、浅蓝、淡绿等浅、冷色系为好，并且要经常清洗和更换，保持衣物的卫生，以帮助皮肤通风换气，减少痱子、皮肤瘙痒、湿疹等夏季皮肤病的发生。

夏季宜减少户外运动时间

夏季时，由于太阳光照射比较猛烈，紫外线也较强，我们应该尽量减少户外运动的时间。人如果过多地暴露在阳光下，皮肤容易被晒伤。夏季外出活动最好避开上午 10 时至下午 4 时的这一段时间，因为这个时间段的紫外线光线最强，对皮肤的损伤也最大。

另外，夏季外出时要做好防晒工作，如涂擦防晒霜、打遮阳伞、戴遮阳帽、戴太阳镜等，以免阳光灼伤皮肤。

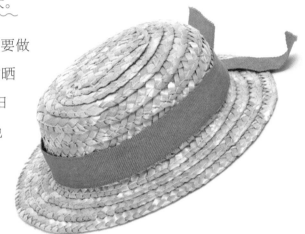

夏季运动项目的选择

夏季运动不宜过于激烈，由于气候炎热，人体腠理疏松，出汗增多，此时如果进行过于激烈的运动项目，容易使人体丢失更多的水分，从而影响人体正常生理活动的进行。由于阳光强烈、气候炎热，运动的选择以室内、轻运动为好，比如游泳就是一项夏季很好的运动项目，既可锻炼身体、舒展筋骨，又可降温避暑。

另外，散步、气功、太极拳、八段锦等不太激烈的运动也是夏季很好的运动选择。

夏季进食注意

夏季气候炎热，人体出汗多，丢失的水分、矿物质和微量元素也多，因此，我们应该从饮食中补充足够的营养物质和水分。

一般来讲，夏季适宜进食清淡、易消化、清暑祛湿之品，多食水果、蔬菜，少食肥甘厚味难消化之物，同时还要注意脾胃的保健，不要因贪凉而过食寒凉冰冻之品，否则容易损伤脾胃，引起多种消化系统疾病。

常见适宜夏季进食的食品有：西瓜、绿豆、苦瓜、冬瓜、黄瓜、丝瓜、番茄等，这些食品具有很好的消暑、解渴、祛湿的功效。

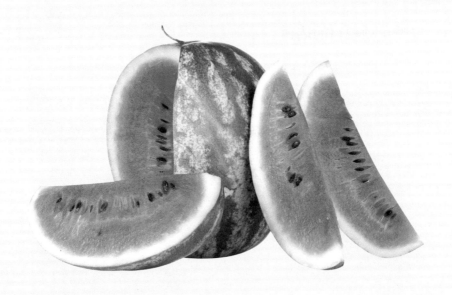

淮山药扁豆薏仁汤

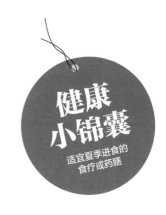

淮山药 ……………	30 克
白扁豆 ……………	15 克
薏米 ……………	30 克
猪骨或鸡肉数块，生姜、葱、食盐、香菜等 ……	调味品适量

做法

将猪骨或鸡肉洗净与淮山药、扁豆、薏米、生姜一道放入锅中，加水熬煮，先武火后文火，最后放入适量葱、食盐、香菜等调味品。

功效

淮山药扁豆薏仁粥具有健脾益气、化湿和中、消暑止泻的作用，适合于夏天时煮服，尤适合于夏季暑湿困脾而引起食欲不振、腹胀吐泻、水肿、头晕沉不适等症状者服食。

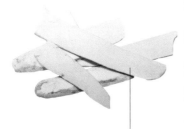

淮山药

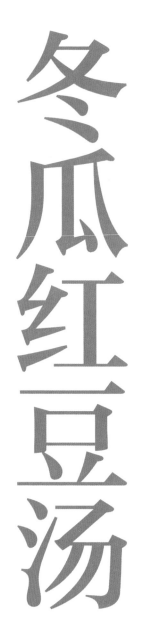

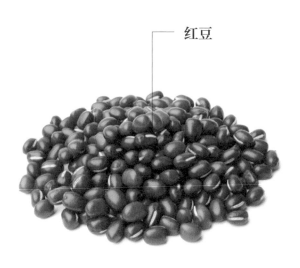

红豆

冬瓜 …………………………	500 克
红豆 …………………………	60 克
猪骨或鸡肉数块，生姜、葱、食盐、香菜等 …………………………	调味品适量

▌做法

将猪骨或鸡肉洗净，冬瓜洗净切块，与红豆、生姜一起放入锅中，加水熬煮，先武火后文火，待快成时放入适量葱、食盐、香菜等调味品。

▌功效

冬瓜红豆汤具有祛暑化湿、消肿解毒的作用，适合夏季服用，尤其对于夏季食欲不振、水肿、头晕重不适的人群服食。

莲子红枣绿豆粥

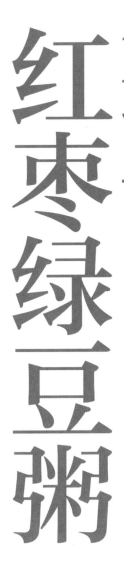

绿豆

粳米	150 克
红枣	10 枚
绿豆	200 克
白糖或冰糖	适量

做法

将粳米、莲子、红枣、绿豆洗净放入锅中，加水上火煮，先武火后文火，待粥成时放入适量白糖或冰糖调味。

功效

莲子红枣绿豆粥具有健脾和中、祛暑解毒的作用，适宜夏季服用，尤其适合于食欲不振、口渴、中暑等人群服用。

百合

荷叶莲子百合粥

粳米	200 克
新鲜荷叶 2 张或干荷叶	15 克
莲子（去心）	30 克
百合	30 克
白糖或冰糖	适量

做法

先将荷叶、莲子、百合放入锅中，加水上火煮，煮开稍待片刻后，将荷叶捞出，放入洗净的粳米继续小火煮熬，待粥成后放入白糖或冰糖适量调味即可。

功效

荷叶莲子百合粥具有很好的清心解暑、除烦安神功效，适合暑天服用，适宜有口渴心烦、食欲不振、失眠等症人群服食。

荷叶冬瓜汤

鲜荷叶 ························ 2 张

冬瓜 ························· 500 克

食盐、生姜、葱、香菜等

························· 调味品适量

▌做法

将荷叶洗净切成小片入锅，冬瓜洗净切块，连同生姜一起入锅，加水煮，煮成后捡出荷叶，加入适量食盐、葱、香菜等调味品即可。

▌功效

荷叶冬瓜汤具有清心解暑、祛湿消肿的作用，适宜夏季常食。

冬瓜

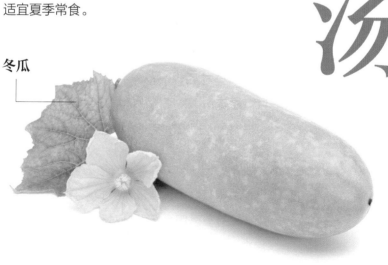

枇杷芦根竹叶粥

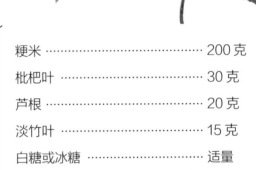

枇杷叶

粳米	200 克
枇杷叶	30 克
芦根	20 克
淡竹叶	15 克
白糖或冰糖	适量

▍做法

先将枇杷叶、淡竹叶、芦根洗净入锅加水上火煮，待水开后再煮数分钟，将枇杷叶、淡竹叶、芦根捞出，放入粳米以小火继续煮熬，待粥成时放入适量白糖或冰糖调味。

▍功效

枇杷芦根竹叶粥具有祛暑清心、消烦止渴的作用，适宜夏季服食，尤其对于口渴心烦者尤为适宜。

茯苓赤小豆薏仁汤

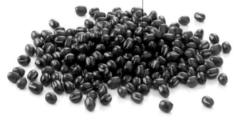

赤小豆

茯苓 ⋯⋯⋯⋯⋯ 30 克

赤小豆 ⋯⋯⋯⋯ 60 克

薏仁 ⋯⋯⋯⋯⋯ 50 克

猪骨或鸡肉数块，生姜、葱、

食盐、香菜等 ⋯⋯ 调味品适量

▌做法

将猪骨或鸡肉洗净入锅，放入洗净的茯苓、赤小豆、薏仁、生姜，上火煮，先武火后文火慢炖，待快成时放入适量食盐、葱、香菜等调味品即可。

▌功效

茯苓赤小豆薏仁汤具有很好的健脾祛湿、解暑消肿的作用，对于水肿病、脚气足肿，眼睑浮肿、食欲不振、皮肤疮疖等症尤适合服用。

荷叶菊花粥

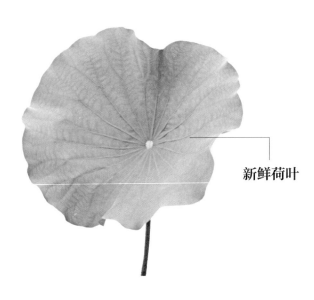

新鲜荷叶

新鲜荷叶	2 张
杭白菊	15 克
粳米	50 克
白糖或冰糖	适量

做法

先将荷叶、杭白菊洗净放入锅中加入水煎取浓汁，将荷叶捞出，放入粳米加水继续煮，快熟时放入适量白糖或冰糖即可。

功效

荷叶菊花粥具有解暑清心、疏肝明目的作用，适宜夏季服用，以及口渴、头晕、目赤、心烦、食欲不振者服食。

清暑益气汤

西洋参 ……………………… 10 克

麦冬 ………………………… 10 克

石斛 ………………………… 10 克

淡竹叶 ……………………… 10 克

黄连 ………………………… 5 克

荷梗 ………………………… 15 克

西瓜翠衣（西瓜皮除去外面绿色薄皮）

……………………………… 30 克

知母 ………………………… 5 克

甘草 ………………………… 5 克

粳米 ………………………… 30 克

做法

将上述材料洗净后入锅中，加水上火炖煮后服食。

功效

清暑益气汤具有清暑益气、养阴生津的作用，适宜夏季服用，尤其适宜身热多汗、体倦乏力、口渴心烦者服食。

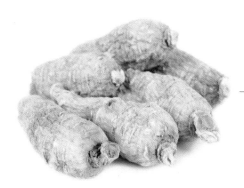

西洋参

夏季易患疾病的预防

由于夏季特殊的气候条件，常易发生多种季节性疾病。夏季养生保健，自然少不了对易患疾病的预防。常见的夏季易患疾病有：暑湿感冒、腹痛腹泻、中暑等。从发病原因上入手，就可以很好地预防此类疾病的发生。

暑湿感冒

夏季时，人体如果长时间待在闷热潮湿的环境中，或在大量出汗后因顾护不当而受风寒以至暑湿闭郁，或因乘凉饮冷等原因，而发生头痛、胸脘闷胀、恶心呕吐、腹痛腹泻等不适。此时可适当服用些藿香正气水以祛暑解表、化湿和中，多可以有效缓解症状；或取藿香、佩兰、荷叶、香薷、西瓜翠衣、竹叶等适量水煎服，也可有效缓解不适症状。

预防方案

尽量减少以下不良因素的影响：

· 不要长时间呆在闷热潮湿的环境中。

· 出汗后不要立即进入温度较低的环境如冷气开得太足的空调房。

· 不要因贪凉感受风寒湿邪或饮用太多冷饮冰冻之品。

· 睡眠时不要温度太低或直吹风扇，顾护好胸腹、关节等部位。

这些都是可以有效预防感受暑湿之邪的方法。夏季生活中我们应该对此给予足够的重视，做好防病保健工作。

中暑

　　夏季时，人如果长时间暴露于强烈阳光下或高温环境中，就容易发生中暑，表现为虚弱无力、头晕、面色红赤、恶心、呕吐、皮肤灼热，严重者甚至神志昏迷。一旦发现有人中暑，应将病人迅速搬离高温环境，转移至阴凉且通风良好的地方，用冷水擦拭病人面部及全身，喂服凉开水、淡盐水或较清凉的饮料，同时口服藿香正气水等防暑药品；对于重度中暑者，应尽快转移至医院救治。

夏季情志调摄

　　夏季暑气当令，气候炎热，人体腠理疏松开泄，汗出过多，中医讲"汗为心之液"，大量失液后"气随汗脱"，容易耗伤心气；心之气阴受损，就容易使人心情烦躁，做事情缺少耐性，从而导致工作和学习效率的下降。

　　因此，在炎热的夏季，精神的调摄很重要。我们需要想办法保持心情的平静，俗话说"心静自然凉"，保持心情的平静，有利于帮助我们平静愉快地度过夏天。另外，多想些轻松愉快的事，参加一些有意义的文娱活动，如旅游避暑、赏花垂钓等，也有助于保持愉悦良好的心境。

❀ 秋季养生

> 秋三月，此谓容平，天气以急，地气以明，早卧早起，与鸡俱兴，使志安宁，以缓秋刑，收敛神气，使秋气平，无外其志，使肺气清，此秋气之应，养收之道也。逆之则伤肺，冬为飧泄，奉藏者少。

秋季是万物收获的季节，秋高气爽、日照减少、气温渐降，自然界的各种动物都在忙着储存食物和能量，为即将到来的严冬做准备。人体在秋季时，阳气逐渐由表趋里，气血运行减缓，新陈代谢相应减慢，腠理汗孔开闭有时，汗液排泄减少。

因而，归结秋季的特点，便突出一个"收"字，养生也就要从"养收"着手。顺应秋季自然界的这种气候变化以及人体的生理变化特点，合理地安排日常生活起居，才有利于我们的养生保健。

下面就谈一谈秋季的养生保健注意事项。

秋季起居注意

关于秋季的气候特点，古人已有概括的记载，如《素问·四气调神大论》中说："秋三月，此为容平，天气以急，地气以明"。秋季，自然界的阳气由疏泄渐趋收敛、闭藏，与之相应的，人体的阳气也转趋于里。秋季是收获、闭藏的季节，因此，秋季的起居也应顺应这种特点，以早卧早起为宜。

进入秋季，气候渐转凉，尤其入夜之后，温度降低很快，人们此时不宜在户外乘凉太久，以免感受深秋风寒之邪，应该早早进入梦乡，以帮助人体精气的收敛闭藏；起床时应延续夏季的习惯，以早起为宜，趁清晨的凉爽，赶去工作的场所以及安排准备一天的活动。

秋季时，"燥邪主令"，气候多干燥，空气湿度小，汗液蒸发快，人容易出现皮肤干燥的症状，因此，秋季时，应注意保持居室内空气一定的湿度，减少洗澡的次数和时间。老年人在秋季更容易出现皮肤干燥、瘙痒的症状，所以老年人在秋季时应减少洗澡的次数，尤其应避免使用太热的水洗澡；另外，洗澡之后，可以适当涂擦些具有润肤作用的乳液，以缓解皮肤干燥、瘙痒的症状。

秋季着装——"秋冻"

秋季气候渐转凉且多变，昼夜温差增大，因此，应该及时地增添衣物以避寒。一般来讲，秋季着装要比夏季适当增多，适应气候的转冷改变，减少热量的散失，维持体温恒定。

另外，从养生保健的角度来讲，秋季衣物的增添，不宜太快，最好是在人体能耐受的前提下逐渐、少量地增加衣物。衣物增添太快，不利于身体对气候转寒的适应力；让人体保持适当的微冷状态，可以增加对寒冷的耐受力，有利于防病保健，此即民间"春捂秋冻"中所讲的"秋冻"。

秋季宜增加耐寒锻炼

秋季是炎热的夏季向寒冷的冬季转换的过渡季节，经历了由热转寒的整个变化过程，为了适应气候的这种转变，秋季最好适当增加耐寒锻炼，以增加人体对寒冷环境的适应能力，增强身体的抵抗力。

冷水浴是一项很好的耐寒锻炼项目。对于决定要开始洗冷水浴的人来说，有一些事项还是要注意的：

·初洗冷水浴时，不要太突然，不要一次用冷水冲洗整个身体，以免身体适应不了而产生不适症状。可以先用冷水泼洗面颊、手臂等处，待身体适应后再逐渐增加脖颈、胸腹、下肢、背部等处，这样循序渐进地进行。

·在水温的选择上，可以先用稍温热的水，然后每次逐渐降低水温，直至变为凉水。

除了洗冷水浴这种耐寒锻炼之外，上面提到的"秋冻"穿衣方法，也是一项很好的耐寒锻炼。此外，在微冷的环境中进行户外晨练、爬山、慢跑、游泳等运动，也可以增加人体对寒冷的适应能力。

适宜秋季的运动项目

金秋时节，秋风送爽、气候转凉，人们经过了整个炎热夏季的避暑"蛰居"，秋季成为重新开始身体锻炼的好季节。秋季时，人体的精气转趋于里，因此，秋季的运动最好选择一些具有安神宁志、帮助精神内敛功效的运动项目，如内气功、静坐等，以帮助人体精气的内敛和闭藏。

除了以上的运动项目，还可以选择稍微激烈的运动项目，以舒展筋骨、活动气血，如年轻人可以选择打球、爬山等，老年人可以选择散步、慢跑、太极拳、八段锦等运动项目。

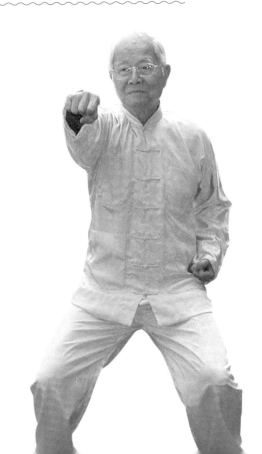

秋季在增加运动锻炼的同时，也应当根据气候的变化特点，注意一些日常生活保健。秋季燥邪当令，气候多干燥，温度渐转凉，且昼夜温差大，因此，运动锻炼时要根据情况及时增减衣物，不要怕麻烦，避免太热、出汗太多；运动前宜饮用适量温开水，以补充水分，减轻呼吸道黏膜干燥状况；运动以微出汗为度；出汗后，不要立即脱去衣物，以免感受风寒。

秋季进食注意

初秋时分，气温仍偏高，民间称其为"秋老虎"，但阳光已不似夏季时毒辣，此时仍应继续注意降温防暑工作，避免阳光久射，饮食宜清淡、易消化，同时注意及时补充水分，以弥补汗液丢失。

仲秋至深秋，燥邪当令，气候干燥，人体容易缺失水分，出现皮肤干裂、皱纹增多，毛发干燥易脱落，咽喉燥痛等症状或不适，因此，秋季应多喝水、补充足够的水分，饮食以"酸、甘、润"为主，少食辛、温发散之品，如葱、姜、蒜、韭菜等物，以免助燥伤阴。

中医五味学说认为，酸、甘可化阴生津。秋季气候干燥，因此适宜多食酸、甘、润之品，如梨子、蜂蜜、甘蔗、牛奶、银耳、百合、莲子、核桃、红枣、花生、黑芝麻等食品，以养阴、生津、润燥，缓解人体干燥症状。

银耳雪梨红枣粥

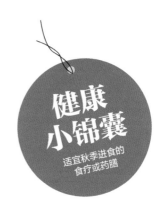

健康小锦囊
适宜秋季进食的食疗或药膳

银耳	适量
雪梨	1个
糯米	60克
红枣	5枚
白糖或冰糖	适量

做法

将银耳洗净泡入温水中至黏软后撕成小块备用，雪梨洗净去核切小块，将糯米、红枣洗净入锅加水煮沸，放入银耳、雪梨块改文火继续煮，待粥稠时放入适量白糖或冰糖调味即可。

功效

银耳雪梨红枣粥可滋阴润肺、美肤养颜，适宜常服，尤其在气候干燥的秋季。

雪梨

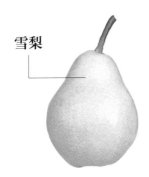

红枣莲子百合粥

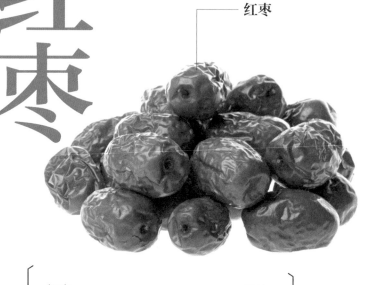

红枣

红枣	5 枚
莲子（去心）	20 克
百合	30 克
糯米	50 克
白糖或冰糖	适量

▌做法

将红枣、莲子、百合、糯米洗净放入锅中，加水上火煮，先武火后文火，待快成时放入适量白糖或冰糖即可。

▌功效

红枣莲子百合粥可清心润肺，健脾补气，适宜干燥的秋季常服。

生地天冬粥

生地黄	30 克
天冬	30 克
粳米	100 克
白糖或冰糖	适量

做法

将生地黄、天冬洗净切细入锅中，加入适量清水煮沸，取汁加入粳米再煮，待粥快成时加入适量白糖或冰糖调味即可。

功效

生地黄、天冬都是很好的滋阴润燥之品，做出药膳具有很好的润肺、滋阴、止渴功效，适宜干燥的秋季服用。

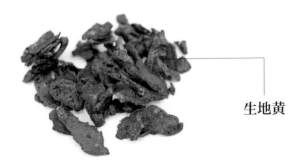

生地黄

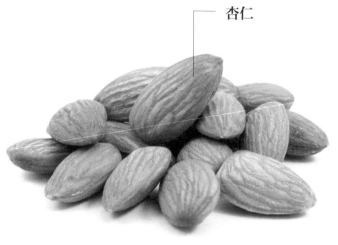

杏仁

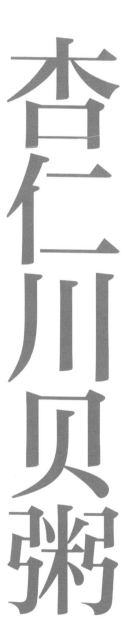

杏仁川贝粥

杏仁 ………………………………	15 克
川贝粒 ……………………………	20 克
糯米 ………………………………	60 克
白糖或冰糖 ………………………	适量

做法

先将糯米洗净加水煮沸，加入干净的杏仁、川贝粒，改小火同煮至粥稠，放入适量白糖或冰糖调味即可。

功效

杏仁川贝粥具有滋阴润肺、化痰止咳的作用，适宜因气候干燥而引起的咽喉干燥肿痛、咳嗽痰少难咯出、口渴者服用。

秋季易患疾病的预防

秋季气候干燥，人体水分很容易流失，加上夏季出汗太多，体内水分相对不足，到了秋天很容易引起"秋燥"的症状。人们经常会感觉嘴唇干燥脱皮、全身皮肤变得紧绷绷的，有时还会有瘙痒、咽喉部位干燥疼痛、大便干结等，这些都是"秋燥"的表现。空气干燥，加上昼夜温差增大，如果不注意防护，很容易发生伤风感冒、支气管炎等疾病。

"秋燥"最容易损耗人体的津液，因此，秋季适宜多饮开水、蜂蜜水、花茶、果汁、牛奶等，以补充人体的阴液；饮用时以少量、频服为好，不要一次喝得太猛，反而不利于胃肠道的吸收。多食新鲜蔬菜和水果，不仅可以补充水分，还可以补充丰富的矿物质和维生素。另外，多食梨子、甘蔗、银耳、百合、莲子等食品，以滋阴润燥，缓解秋燥症状。

预防伤风感冒、支气管炎等疾病，多是由于衣物添加不当以及人体抵抗力下降引起的。秋季时气候转凉、昼夜温差大，我们需要及时地添加衣物，注意防寒保暖，不宜赤身露体，也不宜穿得太厚。另外，可以适当增加体育锻炼和耐寒锻炼，以增强体质，增加对疾病的抵抗力。

秋季情志调摄

秋季，肃杀之气当令，万物由荣转衰，人很容易受到自然界这种变化的影响，产生悲愁伤感的情绪。因此，秋季情志的调摄，主要是保养神志、收敛神气，减少秋杀之气对人体的不良影响。可以多参加些户外活动，比如爬山就是秋季很好的户外运动项目。我国古人有"重阳登高"的习俗，这对于秋季情志调摄是很有帮助的。秋高气爽的季节，选择一个好天气，与亲朋好友一道去登山畅游，饱览美景，可使人有心旷神怡、轻松愉悦之感，有利于消除忧郁、悲伤的情绪。

❀ 冬季养生

> 冬三月，此谓闭藏，水冰地坼，无扰乎阳，早卧晚起，必待日光，使志若伏若匿，若有私意，若已有得，去寒就温，无泄皮肤，使气亟夺，此冬气之应，养藏之道也。逆之则伤肾，春为痿厥，奉生者少。（《素问·四气调神大论》）

冬季是一年中气候最寒冷的季节。冬季时，自然界阴气盛极，阳气闭藏，万物蛰伏、草木凋零、大地冰封，自然界的万物都处在冬眠状态，生机闭藏、养精蓄锐，为来年春天的复苏做准备。人体的新陈代谢在冬季也处于一年中最缓慢的水平，气血趋向于里，毛孔闭合，排汗减少，精气闭藏。

天冰地冻，万物潜藏，冬季的突出特点自然在于"藏"字，而养生工作的重点自然在于"养藏"。顺应自然界的气候变化和人体的生理变化特点，合理安排日常生活起居，才有利于我们冬季的养生保健。

下面就谈一谈冬季养生保健的一些注意事项。

冬季起居注意

冬季的特点，《素问·四气调神大论》概括其为："冬三月，此谓闭藏，水冰地坼，无扰乎阳。"冬季气候寒冷，阴气盛极，人体精气闭藏，阳气内敛，冬季的起居以早卧晚起为宜。

冬季入夜后至太阳出来的这一段时间是一天之中最寒冷的时候，人体于此时睡眠休息，可以避开严寒，有利于精气的敛藏和能量的储备。

另外，冬季养生还有一些起居注意，如居室内注意保持温暖舒适、温度恒定，室内外温差不要太大，出门及时增加衣物，每天保持一定时间的通风换气，保证居室内空气的新鲜等。

总之，冬季的起居保健应顺应自然界的节令变化特点，蛰居防寒、敛藏精气。

冬季着装——"防寒保暖"

冬季气候寒冷，衣物的选择首重防寒保暖。宜选择保暖性好的衣物，内衣以棉质为好，既暖和又透气；冬季衣物一般较厚重容易影响活动，因而可以选择稍微疏松宽大些的外衣，减少对肢体的束缚，帮助气血流通。随气温的变化合理地增减衣物，如从外面的冰天雪地进入温暖的室内，可脱去外面厚重的棉衣；从温暖的室内到寒冷的室外之前，要添加足够御寒的衣物，预防寒邪的侵袭。另外，冬季时最好出门佩戴帽子，这样可以有效减少头部的热量散失。

适当体育锻炼

冬季，由于气候寒冷，人们一般很少参加户外运动，多数时间都躲在温暖的室内，而且在室内也缺少运动。其实，冬季进行适当的运动锻炼，对于增强体质、防病保健是很有必要的。

冬季时，为了御寒，人们喜欢进食大量的温热肥甘高热量食品，而又普遍缺乏运动，这样就容易使得过剩的能量、脂肪堆积体内；气候寒冷时，人体血管收缩，血流相对减慢，加之能量和脂肪堆积，容易使血液黏稠度增高，这对于老年人是很危险的，容易发生冠心病、脑血管意外等疾病。

冬季时进行适当的体育锻炼，可以活动气血、舒展筋骨、增强体质，起到很好的防病保健作用；另外，冬季时人体新陈代谢缓慢，肌肉腠理相对密闭、出汗少，运动时能量的消耗以燃烧脂肪为主，因此，冬季还是运动减肥的好季节。

在具体项目的选择上：

·天气较好、气候较温暖时，可以选择室外运动锻炼，如跑步、球类、滑雪等。

·老年人可以选择较缓慢些的运动项目，如散步、快走、慢跑、太极拳等。

·天气不好、气候寒冷或雨雪天气时，可以进行小范围活动室内运动锻炼，如太极拳、八段锦等。

冬季进食注意

冬季气候寒冷，人体需要从食物中补充足够的热量来御寒。冬季进食宜选择营养丰富、富含能量的食品，摄入足够的碳水化合物、蛋白质和脂肪。多食温热食物，少食寒凉食品。温热类食物具有温经助阳、活血散寒的功效，常见适宜冬季服用的温热类食品有羊肉、鹿肉、狗肉、葱、姜、蒜、荔枝干、桂圆干、核桃、板栗等。

另外，冬季是一年中进补的好时节。冬季时，人体顺应自然界气候变迁，以收藏为主。人体此时的新陈代谢减慢，肠胃吸收功能好，摄入的营养物质很容易被吸收、利用率高，因而，此时进食补品，多能收到很好的滋补功效。民间对此有言："三九补一冬，来年无病痛"。

冬季的进补可分为食补和药补两种，一般而言"药补不如食补"，冬季进补以食补为宜，可以选择营养丰富的各类食物进补，上面提到的羊肉、鹿肉、狗肉、荔枝干、桂圆干、核桃、板栗等都是冬季很好的保健进补食品。除此之外，冬季还需要补充充足的新鲜蔬菜和水果，避免过食肥甘厚味，以补充人体必需的各类矿物质、维生素、纤维素和微量元素，防止饮食偏颇。

药补需根据个人体质的不同选择适宜的药物来进补。

· 气虚人群，可以选择进补人参、黄芪、党参、白术、五爪龙、茯苓等药物进补。

· 血虚人群，可以适当进补熟地黄、阿胶、当归、何首乌、龙眼等药物进补。

· 阴虚人群，可以适当选择生地黄、枸杞子、西洋参、百合、沙参、麦冬、玉竹、天冬等药物进补。

· 阳虚人群，可以适当选择鹿茸、杜仲、肉苁蓉、仙茅、巴戟天、淫羊藿等药物来进补。

以上药物选择应根据个人体质不同，合理加以选择。药补时一定要慎重，药补不当，反受其害。

当归生姜羊肉汤

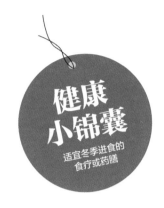

健康小锦囊

适宜冬季进食的食疗或药膳

当归	15 克
生姜	数块
羊肉	适量
党参	20 克
黄芪	20 克
葱、食盐、香菜等	调味品适量

▌做法

将羊肉洗净切块，连同生姜、当归、黄芪、党参一起放入锅中，加水大火煮沸，再改小火慢炖，至快成时放入食盐、葱、香菜等调味品。

▌功效

当归生姜羊肉汤源自东汉名医张仲景的著名药膳方剂，具有很好的温阳补气、祛寒保暖作用，适宜于寒冷的冬季服食，可治疗气血虚弱、营养不良、贫血及手足冰冷等症。

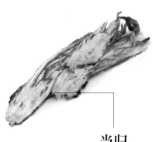

当归

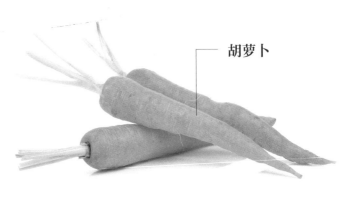

胡萝卜

鸡肉蔬菜汤

鸡肉 ················· 数块
萝卜、胡萝卜、黄豆、豌豆、花生、
冬瓜、白菜等新鲜蔬菜 ······· 适量
香菜、葱、姜、食盐、胡椒粉等
················· 调味品适量

做法

将鸡肉洗净切块放入锅中，加水大火煮开片刻，放入萝卜、胡萝卜、黄豆、豌豆、花生、冬瓜、生姜改小火慢炖，至八分熟时放入白菜等茎叶类蔬菜，最后放入香菜、葱、食盐、胡椒粉等调味品适量。

功效

鸡肉蔬菜汤含有丰富的蛋白质、多种维生素及维生素等营养物质，冬季常服可增强体质，尤其适宜于体质较弱及年老者服食。

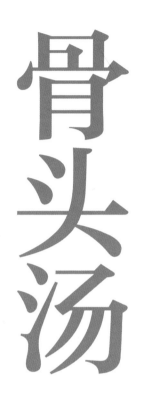

骨头汤

> 新鲜猪骨 ·················· 数块
> 冬瓜、萝卜、豆类 ········· 适量
> 生姜、葱、香菜、食盐等
> ····················· 调味品适量

▌做法

将新鲜猪骨洗净剁块放入锅中，加水大火煮开，然后放入冬瓜、萝卜、豆类、生姜等，改用小火慢炖，至快成时放入葱、食盐、香菜等调味即可。

▌功效

骨头汤中含有丰富的骨胶原、钙、磷脂等营养成分，冬季时常服可增强体质、强壮骨骼，很适宜老年体弱者及发育中的小儿服食。

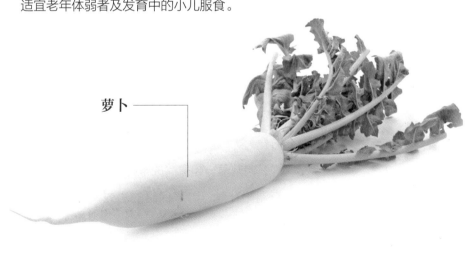

萝卜

羊肉萝卜肉苁蓉汤

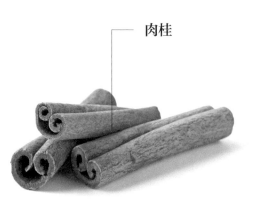

肉桂

羊肉	适量
萝卜	500 克
肉苁蓉	20 克
肉桂、生姜、葱、香菜、食盐、胡椒粉	
	适量

做法

将羊肉洗净切块放入锅中加水先大火煮沸片刻，再放入萝卜、生姜、肉苁蓉，改用小火慢炖，最后快成时加入葱、食盐、香菜、胡椒粉等调味品适量即可。

功效

俗语有言："冬吃萝卜夏吃姜，不找医生开药方"，萝卜是冬季很好的保健食品。萝卜配羊肉、肉苁蓉一起煮熬成羊肉萝卜肉苁蓉汤，具有温阳补气、防寒保暖的功效，很适宜冬季服用。

洋参木瓜排骨汤

花旗参	┄┄┄┄	15 克
木瓜	┄┄┄┄┄	60 克
猪排骨	┄┄┄┄	500 克
陈皮	┄┄┄┄┄	5 克
生姜、葱、食盐、香菜、胡椒粉等	┄┄┄	调味品适量

做法

将猪排骨洗净剁成段放入锅中，加水大火煮沸片刻，放入花旗参、木瓜、陈皮、生姜，改用小火慢炖，至快成时放入葱、食盐、香菜、胡椒粉等品调味即可。

功效

冬季人们一般进食较多肉类等肥甘厚味之品，一些脾胃素虚的人容易产生消化不良、食欲不振、腹胀等症状，因此，冬季除了注意进补之外，最好多喝一些具有清补作用的汤汁。洋参木瓜排骨汤具有很好的清润补气、健脾消滞的作用，适宜冬季服食。

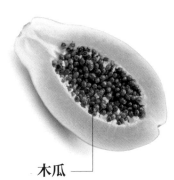

木瓜

冬季易患疾病的预防

冬季气候寒冷、人体运动减少、气血运行减慢，感冒、支气管炎、冠心病、脑血管病成为冬季的高发疾病。冬季的养生保健需要针对这些疾病加以预防。

感冒和支气管炎

感冒和支气管炎的发生，与感受风寒之邪关系密切。冬季气候寒冷，体质虚弱人群如小儿和老人，气管、呼吸道黏膜屏障能力较弱，很容易受到风寒的侵袭而感冒；另外，冬季寒冷多变的气候容易诱发多种慢性疾病，如慢性支气管炎、支气管扩张等疾病。

预防方案

·预防此类疾病的关键主要是增强体质和防寒保暖。中医讲"正气存内，邪不可干"，"邪之所凑，其气必虚"。

·对于体质虚弱的小儿和老年人群，应注意日常的饮食营养以及适当的体育锻炼，以增强体质，使人体正气充沛，增强对疾病的抵抗能力。

·冬季时居所要温暖，衣物要保暖、轻便、舒适，防止感受风寒之邪，减少发病的机会。

冠心病和脑血管意外

冬季时容易发生冠心病和脑血管意外，这与冬季的气候特点和人体在冬季的生理特点有着很密切的关系。冬季，气候寒冷、饮食肥甘、人体相对缺乏运动，气血运行减慢，血液黏稠度增高，对于既往已经存在心、脑血管基础病变的人群以及血管弹性下降的老年人来讲，容易导致血栓形成、血管堵塞或血管破裂，而引发冠心病、脑血管意外等疾病。

预防方案

预防此类疾病的关键在于适度增加体育锻炼以帮助气血流通、改善身体的血液循环状态。

·少食肥甘厚味，情绪稳定。

·既往有心、脑相关基础疾病如高血压、血脂紊乱、糖尿病的人群应坚持服药治疗，将血压、血脂、血糖控制在一个比较稳定和安全的范围，减少不良心、脑血管事件的发生率。

冠心病和脑血管疾病的发生多以夜间睡眠中和清晨起床时最为多见。这与夜间睡眠中人体血流减慢、血液黏稠度增加有关，容易血栓形成或不稳定斑块脱落，导致人夜间猝死；或者血栓在夜间已经形成，但血栓较小且尚未脱落，清晨起床活动后，导致血栓脱落，随血流进入心脏或脑内的血管，引起相应血管的堵塞而发病。因此，老年人睡前饮一杯温开水，可以有效稀释血液，减少夜间不良心、脑血管事件的发生率；另外，在清晨起床时，不要突然坐起、动作过于激烈，尤其对于老年人，最好是醒来后稍在床上躺几分钟，然后再缓慢起身下床穿衣，也可以在一定程度上减少此类疾病的发生。

因而告诫诸位： 存在基础心、脑血管相关疾病，如高血压、血脂紊乱、糖尿病、冠心病的人群，尤其是老年人，一定要坚持规律的服药治疗，不可掉以轻心，最好是将血压、血脂、血糖等控制在一个较安全的范围，减少不良心、脑血管事件的发生率。

冬季情志调摄

冬季时，大地冰封、万物沉寂、气候寒冷、日晒时间缩短、户外活动减少，这些都容易使人的情绪处于较低落的状态，导致精神不振。针对这些特点，可以通过增加运动量、培养健康丰富的兴趣爱好、多与人交流等办法来改善和调整低落的情绪状态。室外运动锻炼、音乐欣赏、老友相聚等都有助于打破冬日里沉闷的生活，丰富日常活动，激发对生活的热情，从而使精神振奋、情志高涨。

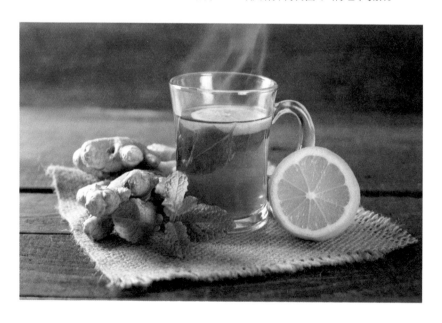

识病防病，
助力健康

> "故邪风之至，疾如风雨，故善治者治皮毛，其次治肌肤，其次治筋脉，其次治六腑，其次治五脏。治五脏者，半死半生也。"（《素问·阴阳应象大论》）

这段话就告诫我们不要"讳疾忌医"，而要及早认识到疾病的存在，在病初及时治疗，要是等到病入膏肓，那么只能是"赔了夫人又折兵"。

下面我就针对目前社会上比较常见的、对人们身心健康危害较大的几种疾病做一下简单介绍。

❀ 高血压

认识高血压

高血压是当代社会的常见病，多发病。首先要知道，并非所有高血压病人早期都有很典型的临床表现，一些病人有临床症状，一些却没有。

其次，即使有症状的人群，其早期的临床表现也是多种多样的：

· 有些人会有头痛、眩晕。

· 有些人会觉得心慌胸闷。

· 有些人则会有阵发性的头颞部血管波动感。

· 有些则经常会有情绪易波动、烦躁易怒、健忘失眠等表现。

如果你发现自己有了以上所说的身体不适或情绪不稳定，或者有其他方面的有异于平常的不舒服，最好测量一下自己的血压有没有问题，如果有问题，就应该及时到医院就诊，让医生确定自己是否患有高血压。

临床上大多数高血压患者起病很隐匿，早期时并没有明显的临床不适表现，往往在偶然的体检测量血压时才发现血压升高。不过，大家牢记一点就行了：当你反复出现上述提到的各种不适时，判断是不是因为高血压引起的，最简单有效的办法就是定期测量自己的血压。

高血压的粗略诊断

一旦发现在未服用抗高血压药物的情况下，连续两次或两次以上的不同日测得的血压值（每次不少于 3 次读数，取平均值）收缩压≥140mmHg 和（或）舒张压≥90mmHg，并排除继发因素，就可以诊断为高血压。至于是不是高血压，并且更具体的病因是什么，这个自然得麻烦心血管医生去费神了。

中医中药治疗

对于确诊为高血压的患者，调肝治疗是重要环节，但最重要的还是要遵循辨证论治，根据每个人的具体表现进行辨证，并据此进行个体化治疗。

除了运用中医药治疗及西药降压药物治疗之外，配合一些日常调理方法，有助于获得更好的治疗效果。

具体的生活调理根据个人情况的不同而各有侧重：

·饮食过于肥甘者需要改变饮食习惯，以清淡饮食为主。

·平时缺乏体育锻炼者需要增加运动量，适当运动肢体，能使气血流通，柔和筋骨，安养精神，我自己多年以来也坚持不懈地练习气功、八段锦等运动，效果良好。

·体重过重者需要减轻体重。

·饮食摄盐过多者需要限制食盐的摄入量。

·有饮酒嗜好者需要控制饮酒量。

·情绪波动大者需要稳定情绪。

·合并其他容易引起高血压疾病者需要积极治疗其他疾病等的方法。

概括起来就是高血压患者，应该起居有常，不妄作劳，冬不极温，夏不极凉，珍惜精气，节戒色欲，情志舒畅，饮食清淡、勿过咸。

除了日常生活调理之外，中药浴足疗法和针刺太冲穴的方法也是我很喜欢采用的两种方法，对于降低血压和稳定血压很有帮助。

浴足是具有中医特色的外部调养法，对高血压有着较好的辅助治疗作用。

方药：牛膝 30 克、川芎 30 克、天麻 15 克、钩藤 10 克、夏枯草 10 克、吴茱萸 10 克、肉桂 10 克。

用法：加水 2000 毫升煎煮，水沸后 10 分钟，浴足水温 40℃左右每日晨起、睡前浴足，每次 30 分钟，2～3 周为一疗程，常可获得较好的疗效。

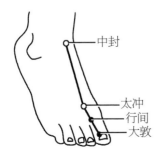

另外，对于突然血压过高者，我常用针刺双侧太冲穴的方法来降低血压，效果也是很好的。太冲穴位于第 1、2 跖骨结合部之前的凹陷处。

❀ 糖尿病

认识糖尿病

糖尿病是西医临床常见的内分泌疾病，归属为中医"消渴"的范畴，是由遗传和环境因素共同作用而引起的一组以糖代谢紊乱为主要表现的临床综合征。近年来，糖尿病的患病人数逐年增加，已成为严重影响人们身体健康的一类疾病。据估计，目前我国的糖尿病人约 9000 万，约占世界糖尿病病人总数的 1/4，每年还以 120 万人的数目递增。

糖尿病如不尽早治疗，可引起多个系统的慢性并发症，对人体危害极大。

糖尿病典型的临床表现是"三多一少"，即以口渴多饮、多食易饥，尿量增多，体重减少为特征。

但有些人早期甚至到了晚期都没有这种"三多一少"很典型的临床表现，比如部分 2 型糖尿病患者。因此，不能单纯依赖典型临床表现来判断自己有无糖尿病。

尽早发现糖尿病的最好方法：首先是在思想上对该病引起足够的重视，再有就是定期测量自己的血糖水平，尤其在有上述典型不适症状时。

糖尿病的粗略诊断

糖尿病患者血糖测定时一般都会发现血糖有不同程度的升高，因此，如果你在体检中发现自己的血糖有异乎寻常的升高，应该想到有患糖尿病的可能，最好到专门的内分泌门诊告诉医生，以便做进一步的检查来确定有无糖尿病。

中医中药治疗

糖尿病的中医中药治疗，需要根据病人的不同情况辨证用药治疗。

糖尿病病人除去合理服用降糖药物以外，合理的饮食治疗对于控制血糖也是必不可少的，尤其对于一些因为饮食不当而发病者。对于所有的糖尿病患者，饮食疗法是治疗的基础，制定符合自己的糖尿病饮食是治疗中很重要的一部分，应该严格执行和长期坚持。

1 型糖尿病病人，在合理饮食的基础上配合胰岛素治疗，可以有效控制高血糖和防止低血糖的发生。2 型糖尿病病人，尤其是体重超重者，更应该注意饮食治疗，可以有效减轻体重，改善高血糖、脂肪代谢紊乱和胰岛素抵抗状态，减少降糖药物的用量。糖尿病饮食方案的制定主要是根据患者的理想体重、每日活动量等计算出每日进食总热量，并合理分配三餐的热量比例，制定合理的食谱。

除严格按照糖尿病饮食方案来安排每日饮食外，糖尿病病人生活中还应少食甜味食品，多食蔬菜、水果，少食碳水化合物及油腻之物；平时可以用生地黄、知母、沙参、麦冬、天花粉、石斛、玉竹、生甘草等饮片水煎服用。还可适当加些淮山药、玉米须、仙鹤草煲汤食疗，对于稳定病人血糖，减少糖尿病并发症的发生，具有很好的临床疗效。

运动疗法

运动疗法可以有效改善身体对胰岛素的利用，帮助稳定血糖，尤其对于肥胖的 2 型糖尿病病人，适当增加运动量可有效改善胰岛素抵抗现象，促进糖的利用，减少糖在体内的堆积，从而减少降糖药物的使用。运动的选择可参考"我的养生 24 法"里面提到的运动项目，如八段锦、太极拳等。

无论 1 型糖尿病或 2 型糖尿病患者，血糖的监测都是治疗中必不可少的工作。根据治疗需要定时监测血糖以了解血糖波动的情况，以便更好地调整治疗方案，提高疗效，减少并发症的发生，改善长期预后。除去上面谈到的内容，日常生活中还要注意有规律地起居作息，并注意个人卫生，保持清洁，减少感染等并发症的发生。

❀ 血脂异常

认识血脂异常

　　血脂异常是西医病名，中医没有此疾病，近年来随着生活水平的提高，发病率呈逐渐增高的趋势。

　　通常我们所说的血脂主要是指总胆固醇、甘油三酯、高密度脂蛋白胆固醇、低密度脂蛋白胆固醇四种，后两种常简称为高密度脂蛋白、低密度脂蛋白。这四种血脂成分对人体的作用是不同的，简单来说，其中的高密度脂蛋白胆固醇是一种对人体具有保护作用、可以减少不良心血管事件发生率的"好"胆固醇，而其余三种如果异常升高，则容易产生脂质沉着，对血管壁造成损害，是三种"坏"胆固醇。临床上，"好"胆固醇减低、"坏"胆固醇升高都属于血脂异常。常见的血脂异常可分为高胆固醇血症、高甘油三酯血症、高低密度脂蛋白血症和低高密度脂蛋白血症四种。

饮食运动等一般调理

　　除合并严重危险因素急需调脂治疗外，对于新发现的血脂异常人群一般可先采用饮食运动等一般调理的方法，如减肥、饮食调整、运动锻炼、戒除不良习惯（如抽烟、嗜酒）等。

　　·减肥：肥胖人群尤其是腹型肥胖（中心型肥胖）者常伴见血脂的异常，因此，这类人群适宜进行减肥，减肥不单纯是为了美观，减肥后大部分患者的血脂异常常可获得很好的纠正。

·饮食调整：人体血脂主要来源于食物。饮食调整主要是少食高热量高胆固醇饮食，而改以低热量低糖低胆固醇的清淡饮食，通过标准体重计算每日所需卡路里量限制总热量的摄入，控制糖分、食物中饱和脂肪酸的摄入量，多食蔬菜、水果等富含纤维素的食品，可有效减低血中脂蛋白的水平。

通过一定时期的饮食调整方法常可使血浆中总胆固醇水平明显降低，不仅有利于减肥，还有利于配合药物调脂治疗，获得更佳的治疗效果。

·运动锻炼：增加运动锻炼也是很好的调理措施，不仅可增强心肺功能，还有助于减轻体重，改善胰岛素抵抗，调节血脂代谢。临床研究表明，体育运动可以有效降低"坏"胆固醇水平、升高"好"胆固醇水平。

·戒烟限酒：不良的生活习惯如抽烟嗜酒都是容易导致血脂紊乱的危险因素，引起血液中"坏"胆固醇的升高和"好"胆固醇的降低。而戒烟、限酒有助于血脂异常的恢复，可以有效调节血脂紊乱，降低冠心病、脑血管事件的发病率。

中药调脂治疗

我曾经给过不少人调理血脂异常，基本都是用中药调理，血脂水平一般都有明显的下降。中药除调脂之外，还可有效减轻体重、改善体质、提高生活质量。

有很多中药对于调节人体血脂、帮助排除体内代谢产物有很好的效果，常见的如荷叶、莲子、薏苡仁、山楂、茯苓、泽泻、陈皮、橘红、川厚朴等，将这些药物水煮后代茶常饮服，对于血脂异常的病人常有着很好的调脂效果；另外，日常饮食中多食燕麦、芹菜、冬瓜、丝瓜、黄瓜、玉米、豆类、新鲜水果等食物也有助于血脂的调整。

下面简单介绍几个调脂小方：

轻身减肥方：薏苡仁 45 克，山楂 15 克，泽泻 20 克，苍术 15 克，茯苓 15 克。

用法：水煎煮 2 次，合药汁，每日 1 剂，分早、晚服。

消脂汤：决明子、制首乌、桑寄生、泽泻、生山楂各 100 克。

用法：将上药加清水煎煮（注意水要没过药面），反复 3 次，取 3 次药液混合，浓缩制成 500 毫升合剂，每日服 3 次，每次 50 毫升，4 周为 1 个疗程，用 2 个疗程以上。

荷叶减肥汤：荷叶、黄芩、猪牙皂角子、泽泻、炙甘草各等量。

用法：上药研细末，制水丸，每服6克（约30丸），1日2次，1个月为1疗程。

当然，将中药调脂治疗和西药调脂治疗两者配合进行，可以大大减少西药调脂药物的使用量，有些病人单纯依靠中药就可获得很好的调脂效果，尤其对于一些进行西药调脂治疗后出现不良反应较多而不能耐受者，使用中药调脂治疗将是更适宜的选择。

❀ 冠心病

认识冠心病

冠心病是人群中很常见、对健康危害很大的一类心血管疾病，西医临床所称的冠心病，属中医"胸痹""心痛""真心痛"的范畴。

本病临床发病率高、死亡率高，是严重威胁人们健康的一类疾病。据世界卫生组织统计，冠心病是世界上最常见的导致死亡的原因之一。男性发病多在40～60岁，女性多在绝经期后开始发病，总体来讲，男性发病多于女性。

冠心病主要包括心绞痛和心肌梗死两种疾病，其中又可分为多种类型。本病的典型临床发作称为心绞痛，病情严重者可发生心肌梗死，表现为持续、严重的心绞痛，休息及含服药物均不能缓解。

要早期识别心绞痛，必须要对典型心绞痛发作时的症状有一定的了解，下面就介绍一下典型的心绞痛发作时的临床表现：

·疼痛部位主要集中在胸骨后、可波及心前区的手掌大小范围，疼痛可向周围部位放射。

·疼痛的性质常为压迫、发闷或紧缩性，也可伴有烧灼感，但不尖锐，不像针刺或刀扎样疼痛，有些人发作时会伴有濒临死亡的恐惧感。

·疼痛发作时，病人会不自觉地停止原来的活动，直至症状缓解。

·心绞痛疼痛的发作常有一定的诱因，如体力劳动或情绪激动（如紧张、愤怒、焦虑、过度兴奋等），饱食、寒冷、吸烟、心动过速、休克等都可诱发。

·休息或舌下含服硝酸甘油等药物可使疼痛在数分钟内缓解。

·每次发作疼痛持续时间多在 3～5 分钟，很少超过 15 分钟。

如疼痛较严重且持续时间超过 30 分钟，休息或含服硝酸甘油等药物也不能使疼痛缓解，应考虑到有发生心肌梗死的可能，应尽快将患者送到医院救治。

对于存在血脂异常、高血压、糖尿病、吸烟、亲属中患有冠心病、体力活动减少、老年人、男性、绝经后女性、酒精摄入过多等冠心病发病危险因素的人群，本人及家属平时可以增加对本病相关知识的学习和了解，一旦出现本人上述不适症状或发现家人中有人出现上述症状，做到及时发现并想到有心绞痛发作的可能，并尽快将病人送到医院检查治疗，为治疗争取时机。

冠心病的治疗

我在 20 世纪 70 年代初便已经在研究冠心病这个病的治疗了，几十年的临床，在冠心病方面积累了不少治疗经验。一般会根据病人实际情况，采取综合的治疗方法。冠心病的综合治疗包括对发病危险因素的控制（主要通过改善生活方式和治疗相关疾病）和针对冠心病疾病本身的治疗。

冠心病治疗的目的首先是预防心肌梗死和猝死的发生，其次是缓解心绞痛症状、减轻心肌缺血、改善生活质量。

目前冠心病的临床治疗主要可分为西医治疗和中医治疗两种，中、西医治疗冠心病各有优势，也均有不足，临床上将两者相互配合，才能获得更好的治疗效果。

控制危险因素

养生保健讲究"未病先防"，及时认识到容易导致发病的各种危险因素，并通过对危险因素的控制，减少疾病发生的可能；对于已经发生的疾病，从"已病防变"入手，通过对导致发病的危险因素的控制，有效控制疾病的发展，减轻疾病对人体的损害。积极控制冠心病发病的危险因素，就是基于"未病先防、已病防变"的考虑。

冠心病常见的发病危险因素有：老年人、绝经后妇女、冠心病家族史、吸烟、缺乏运动、饮食不健康、高血压、血脂异常、糖尿病等。

现代社会随着生活水平的提高，人们的膳食结构发生了很大的变化，肥甘厚味之品（高糖高脂高蛋白食品）在食物中的比重不断增加，脾胃负担加重，脾胃运化失司则容易生痰，日久痰阻脉络、痰瘀互阻而致冠脉阻塞而发生心痛；现代人普遍缺乏运动，加之饮食不健康，很容易导致肥胖症的发生，脂类容易沉积于血管壁，然后会逐渐衍变为动脉粥样硬化，导致冠心病的发生；现代人抽烟、嗜酒等不良习惯以及长期过重的精神压力，都容易导致血管壁弹性下降、血管内皮细胞受到损伤，最终发展为冠脉痉挛或引起动脉粥样硬化而发生冠心病。另外，由于各种不良生活方式所引起的诸如高血压、血脂异常、糖尿病等疾病，也成为冠心病发病的继发危险因素，防治冠心病也包括对此类疾病的积极治疗。

因此，对于凡存在高血压、糖尿病、血脂异常、吸烟、酗酒、缺少运动、不良饮食习惯等冠心病发病危险因素的人群，应注意积极治疗高血压、糖尿病、血脂异常等疾病；同时尽量做到戒烟、限酒、增加运动量、改掉不良饮食习惯等，养成良好的生活习惯；对于存在冠心病家族史、老年人及绝经后妇女，平时要预防高血压、糖尿病、血脂紊乱等疾病的发生，同时增加运动量、培养健康的生活习惯。

以上对冠心病发病危险因素的积极预防和控制，是预防和减少冠心病发生很重要的工作。对于已经确诊的冠心病病人，通过对以上发病危险因素的控制，可以更好地配合治疗，改善病情和预后。

日常调理

除了上面提到的控制危险因素外，日常调理还可以根据中医辨证的不同证型，选择相应的调理措施：

如属心肾阳虚的病人，日常生活中应注意顾护心肾之阳气，防寒保暖；饮食中可适量进食具有温补心肾之阳的食物或药膳，如用生姜、当归、羊肉、杜仲、菟丝子、淮山药、茯苓等做成的药膳。

属心阴虚的患者，日常生活中应注意避免有损心肾阴精的行为，如熬夜、过度劳累、房室过劳、情志不畅等；同时可适量服用具有滋阴活络作用的药膳，如用麦冬、天冬、大枣、莲子、熟地黄、生地黄、茯苓、玄参、酸枣仁等做成的药膳。

属阴阳两虚的病人，日常生活中心肾阴阳两方面都要兼顾，防寒保暖、饮食调补，食物或药膳调理可以综合选择上面两方面的内容。

　　属痰浊闭阻者，日常生活中可适量进食具有温阳散结、化痰开窍作用的食物或药膳，如多食韭菜，或食用薤白、桂枝、瓜蒌、韭菜、茯苓、陈皮、橘红、党参、生姜、川厚朴、石菖蒲、远志、白酒等做成的药膳；饮食宜清淡，少食肥甘厚腻难消化之物，多食蔬菜、水果。

　　属气滞心胸的，日常生活中可适量进食具有疏肝行气活血作用的药物或食物，如用陈皮、橘红、田七、川厚朴、木香、白芍、郁金、石菖蒲、柴胡等做成的药膳；保持情志的舒畅，适当增加运动量，促进全身气血的运行流通。

　　属心血瘀阻者，日常生活中可适量进食具有行气活血作用的药物或食物，如用当归、田七、人参、丹参、川芎、黄芪、桃仁、陈皮等做成的药膳；适当坚持体育运动锻炼，增强心肺功能，改善体质，帮助身体气血运行。

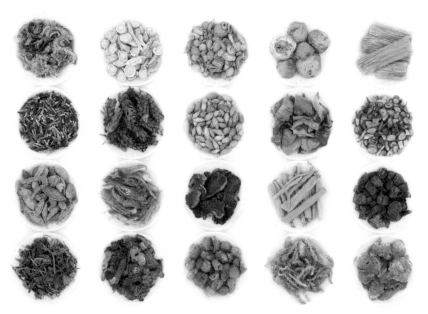

❀ 中风

认识中风

"中风"又名"卒中"，中风是中医病名，常见于西医的急性脑血管疾病，常见的如急性脑缺血、急性脑梗死等。本病多发生于中老年人，尤其多见于冬、春两季，是一种发病率、致残率、死亡率都很高的疾病，严重危害着人们的健康。

一般来讲，本病好发于 40 岁以上人群，有烟酒嗜好的老年男性较其他人更易发生本病；有脑血管疾病家族史者其后代发生相同疾病的概率较一般人高；饮食肥甘、缺乏运动的肥胖人群以及情绪易激动者也容易发生本病；另外，患有高血压、糖尿病、血脂异常、心脏病等疾病的人群也较容易发生中风。

中风急性发作时常有很典型的临床表现，常见的有半身不遂，口舌歪斜，言语不利，局部麻木，行走困难，严重者甚至有神志恍惚、昏迷、不省人事的表现。

一般来讲，中风病属急性病范畴，通常发病较急，短时间内即可出现上述临床症状。但有些病人并非在初发病初期就表现出上述全部症状，中风病常有一个渐进发展的过程，发病前常有一些先兆症状，如头晕头痛、局部肢体麻木或肌肉不自主细颤抖动等表现。

凡对于存在上面所述中风发病危险因素者，本人及家属应该加强对可干涉危险因素的控制，一旦发现家中有人出现上述先兆症状或较典型的发作表现，应怀疑到有发生中风的可能，最好赶快送到医院就医。

中风的治疗

中风的分期

按照中风的病程，一般常分为急性期、恢复期、后遗症期三个阶段，急性期是指发病后 2 周或 1 个月以内，恢复期是指发病 2 周或 1 个月至半年以内，后遗症期是指发病半年以上。

治疗原则

中风不同阶段的治疗原则和治疗措施的制定是各有不同的，简单介绍如下：

中风急性期的治疗

主要是针对病情，采取相应的治疗措施，抢救生命、保护脑功能、减少并发症和后遗症的发生。我对中风急性期出现脏腑证候的昏迷病人，常用"点舌"给药的办法帮助病人清醒，效果颇好。

方法：将紫雪丹、安宫牛黄丸、苏合香丸或含有冰片、麝香、牛黄的丸散点放于舌面上或将药丸用水溶解后用棉签反复多次蘸点舌上，通过舌面吸收药物。

经临床证实，这种给药方法对于中风昏迷病人的治疗很有帮助，临床简便易行，而且可使不少昏迷的患者得以苏醒。

恢复期的治疗

多以一般治疗和康复治疗结合进行，且以前者为主；康复期的目的在于减轻脑卒中引起的功能缺损，提高患者的生活质量。

中医药，特别是针灸对中风患者的功能恢复效果良好，可以有效减少后遗症的发生，改善患者的生活质量。而且，越早期进行治疗，其效果越明显。国内外已经有无数次临床实践证实了这一点。

恢复期的康复治疗宜尽早进行，只要病人生命体征平稳，病情不再进展，发病 48 小时后即可进行，且最好在三个月内进行。康复治疗一般需要在专业康复科医生的指导下制定合适的康复锻炼计划。此外，中风恢复期的治疗还包括对发病危险因素的控制，以减少中风再次发作。

早期的康复治疗多以被动运动为主，并配合肢体按摩；之后逐渐过渡到以自主运动为主，并配合康复器械进行；对中风有语言障碍者，可进行语言训练。康复治疗应循序渐进，并配合中医针灸、推拿、按摩、拔火罐等方法综合进行，效果才更佳。

中风后遗症期的治疗

后遗症期的治疗仍是继续康复治疗，同时配合日常调理，减少中风的再次发作。因此，其治疗依旧包括对发病危险因素的控制。

一般而言，后遗症期的康复治疗效果一般不如恢复期明显，但仍应继续坚持，以改善中风后遗症引起的功能缺损，提高生活质量。

中医药调理、针灸及体育运动锻炼在中风后期治疗中可起到关键的作用，可以有效改善病情，提高患者生活治疗。

中风的预防与病后调理

预防

对于容易发生中风的人，应做好预防工作。

如进行适量的体育运动，经常进行太极拳、八段锦、气功以及非常简单的散步等运动，保持人体气血的流通。

在情志调摄方面，要尽量心胸开阔，别斤斤计较，患得患失。

饮食尽量多样化，注意适量，以清淡为佳，多食蔬菜瓜果类，保持大便通畅，少食肥甘厚味、戒烟限酒。

对于已经不幸罹患中风的，鉴于此病有很强的复发倾向，而且复发时病情往往比原来更加严重。因此，做好日常的调护和预防工作，意义就非常重大。针对中风的发病原因，日常生活调理中应注意尽力避免危险因素，减少对人体的危害，减少中风再次发作的概率。

西医预防脑血管病再次发作所采取的好的措施需要借鉴。其基本思路是：控制发病危险因素，如防治高血压，防治心脏病（心房纤颤、瓣膜性心脏病、冠心病、充血性心力衰竭、扩张型心肌病、先天性心脏病等），防治糖尿病（糖尿病患者中动脉粥样硬化、肥胖、高血压及血脂异常等疾病的发病率均高于相应的非糖尿病患者群），戒烟，戒酒，控制体重，治疗颈动脉狭窄，防治高同型半胱氨酸血症，降低纤维蛋白原水平，适度的体育活动和合理的膳食，抗血小板药物的使用等措施。

通过以上措施的实施，也有利于减少脑血管病再次发作的概率。

日常生活护理

中风病人的日常生活护理对于后期的康复治疗和预防中风再发作很重要。

对于处于康复期的病人，家属及陪护应做好病人的日常护理和康复工作。护理工作应耐心细致，如躯体瘫痪卧床的病人，应做到勤翻身，保持衣物、床单的干燥和平整，积极按摩受压的皮肤，改善局部血液循环，防止发生褥疮；对于中风后存在语言障碍的病人，家属及陪护应多与病人交谈沟通，促进病人语言功能的恢复。

总之，康复工作应遵循医生的建议进行耐心、细致的恢复训练，循序渐进，长期坚持。

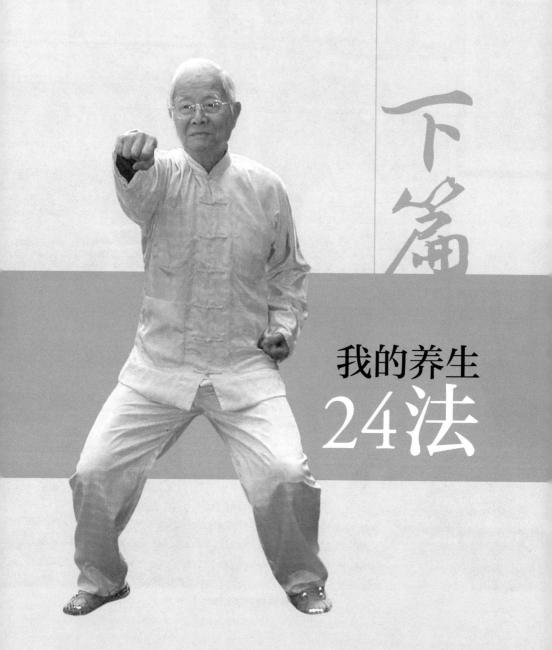

下篇

我的养生
24法

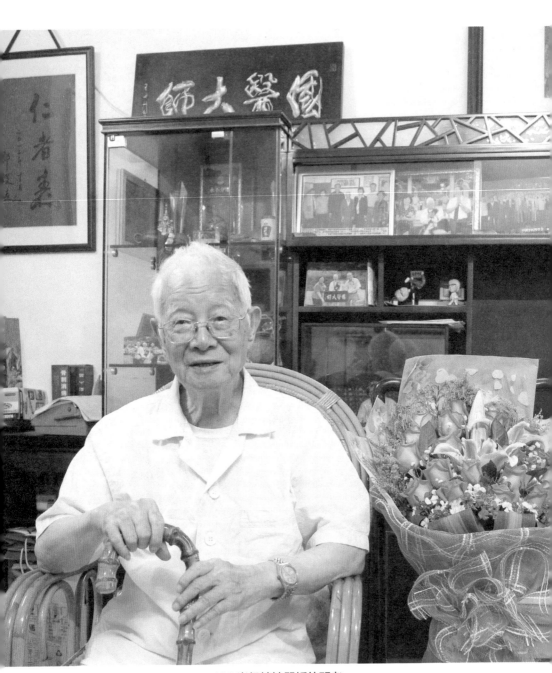

102 岁仍精神矍铄的邓老

> "古之人，其知道者，法于阴阳，和于术数，食饮有节，起居有常，不妄作劳，故能形与神俱，而尽终其天年，度百岁乃去。今时之人不然也，以酒为浆，以妄为常，醉以入房，以欲竭其精，以耗散其真，不知持满，不时御神，务快其心，逆于生乐，起居无节，故半百而衰也。"（《素问·上古天真论》）

那么，如何生活，才算得"道"，才能"度百岁乃去"呢?

伟大的物理学家爱因斯坦曾说过："成功＝艰苦的劳动＋正确的方法＋少说空话。"套用这句话，我认为寿而康是建立在健康科学的生活方式的基础上，以正确的养生观为指导，配合一些养生保健的小方法，坚持在日常生活中，而不是光说不练。

现在我已经 102 岁了，仍然身体硬朗，神清气爽，眼不花，耳不聋，有时候还要外出开会、讲课。能达到这样长寿又健康的状态，我想，同我的养生观和养生小方法是密切相关的。

下面章节中，我会结合本人的情况，介绍一些常用的养生方法，希望对诸位有帮助。

养生第一法
起居作息规律

一日起居介绍

我每天起床、打拳、练气功、吃饭、读书、看报等都有一定的次序，下面是我的作息表，这个作息表已经伴随我度过几十年了：

早晨起床
· 静坐、50 个呼吸吐纳
· 自我保健按摩
  （从头开始、遍及全身）
· 喝一杯热开水或花茶
· 打八段锦

早餐
· 早餐后练气功
  （半小时到 1 小时）
· 读书、看报、练书法、写文章等
· 中午绕楼散步 10 圈
  （11:00-12:00）

午餐
· 午餐后看看报纸
· 午睡（13:30-15:00）
· 读书、看报、写文章
· 傍晚打太极拳

晚餐
· 看会儿电视
· 晚 21:00 洗澡（冷热水交替）
· 做 30 分钟气功、看看书
· 23:00 之前准时睡觉

善养生者，起居必有常制

古书《管子》有云："起居不时……则形累而寿命损。"唐代的药王孙思邈，据考证活到141岁，他也总结出"是以善摄生者，卧起有四时之早晚，兴居有至和之常制。"

因而，不难看出养成科学健康的起居作息规律是很重要的。如果有可能，便应该让自己的生活规律起来。

反之，如果长期生活起居缺乏规律，或虽有规律但却是不健康的"坏规律"，比如经常"开夜车"、不吃早餐、饭后倒头便睡、不爱运动等，将会打乱人体的气血阴阳平衡，容易生病、早衰等，对健康是极为不利的。

我们人体内部是非常微妙的，存在许多规律性的现象，如一天24小时的日夜节律，正常的规律是，白天干活，晚上睡觉；如妇女的月经，每月什么时候该来，来多久，什么时候该结束，都有规律。

拿饮食规律这一点来说吧，许多犯胃肠道疾病的人，就是因为一开始不注意饮食规律造成的，"白领"中这样的人比较多。像每年都因为胆结石而切除了胆囊，变成"没胆"的人，医学研究表明，就同那些人经常不吃早餐有关系。慢性胃炎、胃溃疡、消化功能紊乱等，在我接诊的许多患者中，也都跟饮食不规律很有关系，经过调整饮食的规律，配合一些药物治疗后，多数能够治愈。而像急诊科经常接待的那些突发腹痛、腹泻、呕吐的急性胃肠炎患者，有很多也同"饮食不节"很有关系。在我看来，规律饮食的人，很少会得这些病。

如果说饮食规律的重要性还不容易被体会到的话，那么，睡眠规律的重要性就变得容易理解得多了。现代都市很多人有这样的经历：由于学习或赶工作，连续加班熬了几次夜，每次都是忙到凌晨2、3点钟之后才睡，一觉睡到次日中午，这样算下来睡眠的时间其实也不短，足足有10个小时，但是第二天起床时却总觉得像没休息过一样，头脑昏昏沉沉的，提不起精神，这就是违反了人体正常生理睡眠节律的"后果"。人如果经常"开夜车"，就会打乱这种节律，影响睡眠质量，次日起床后就会感觉精神疲惫，头脑不清醒，不仅影响第二天的工作和生活，也会影响健康。偶尔几次这样的经历还不要紧，影响不会太大，可是如果长时间这样的话，就会打乱大脑正常休息的节律而有损健康。如胸闷、心慌、头晕、健忘、腰酸、失眠、烦躁、脾气变差、口腔溃疡等症状就很可能出现。

现代人工作繁忙，迫于赶工作，有些人喜欢夜深人静而选择夜间工作，这些都是有碍健康的。长期打乱作息时间，就容易产生问题。除了上面举出的一些情况，还容易得感冒、一生病便很难好、面容憔悴、"熊猫眼"，女士还可能出现内分泌紊乱、月经不调的情况。所以，经常熬夜的人群需要留神注意了。

按时就寝、按时起床，能保证充足、良好的睡眠；而科学、规律的作息安排，有利于保持高质量的睡眠。良好的睡眠可以帮助我们消除疲劳，恢复体力和精力，以便第二天更好地投入到工作和生活中去。列宁有句话讲得很好："不懂得休息的人，就不会工作。"

除了上面提到的饮食和睡眠要规律之外，日常生活中的其他方面，如运动、工作、娱乐等活动安排得合理与否，对人体也会有影响，在此我们不详谈。

因此，我建议每个人都需要根据自身情况的不同，合理地安排好自己每日的工作、学习、运动、饮食、起居等日常活动，并长期坚持、形成规律，让自己的生活方式变得更健康，这个非常重要。

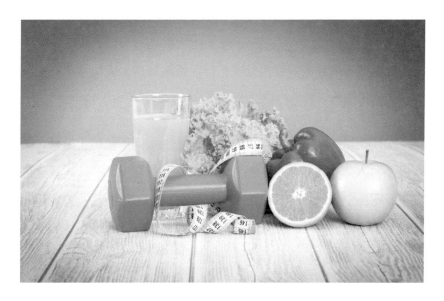

养生第二法

不觅仙方觅睡方

　　我们民间有一句话叫:"不觅仙方觅睡方";《老老恒言》中指出:"少寐乃老年人大患;能眠者,能食,能长生。"讲的就是良好、充足的睡眠对人体健康而言很重要。人体经过白天的劳作,到了晚上已经很疲乏了,充足的休息可以使体内的各器官得到最大程度的休息和恢复,能量得到最大限度的补充,有利于消除疲劳、恢复体力和增强身体的抗病能力,对于养生保健非常重要。而睡眠不足则会削弱身体的抵抗力,损害身心健康,影响人的记忆力、智力,加速衰老。

　　我在多年的临床观察中发现:存在睡眠障碍的人往往都有面色灰黄,精神萎靡,智力与记忆力下降,抵抗力差,衰老较快的表现。

　　保证充足的睡眠确实很重要,但睡眠时间却不是越长越好,睡眠过多对人体也是有害的。古人言:"久卧则伤气","凡睡至适可而止,则神宁气足,大为有益,多睡则身体软弱,志气昏坠"。讲的就是这个道理。

每天多长时间的睡眠才算合适呢?

　　一些研究结果显示:成人每天的睡眠时间以 7~8 小时为宜,儿童需要更长些，以 9 ~ 10 小时为宜，60 岁以上的老年人，每日睡眠时间可适当缩短，但最好不要少于 6 小时，随年龄增大，睡眠时间应相应延长，具体以个人感觉精力充沛、舒适为度。

该怎么做才能睡得更香呢？

首先，入睡时间要规律。以一日而言，子时以前（夜间十一点前）就寝，是古人依自然和人体生理时钟配合的最佳建议，若能遵此规律，则能缩短入眠的时间。按季节来说，其基本原则是配合日光作息，春天到夏天是白日渐长、黑夜渐短；秋、冬季节则白日渐短、黑夜渐长，睡眠时间也可随之调整，以符合四季睡眠的需求。如《黄帝内经》云："春三月……夜卧早起；夏三月……夜卧早起；秋三月……早卧早起；冬三月……早卧晚起。"现代科学研究表明，人体内存在生物钟，每天有规律的睡眠，则将自身生物钟调整得非常好，自然不容易失眠了。

其次，应当学习孙思邈先生提出的"凡眠，先卧心，后卧眼。人卧一夜当作五度，反复常逐更转。"也就是说，睡前要抛开一切喜怒忧思和烦恼，精神上尽量放松，做到恬淡虚静，使大脑处于抑制状态，然后再慢慢闭上眼睛，自然昏昏入睡。不难想象那些心胸开阔、性格开朗、有所寄托、生活积极向上的人，自然容易泰然自若，安详入睡；而那些心胸狭窄、鸡肠小肚、斤斤计较、多愁善感、悲观消极的人，多偏于失眠了。正因为这样，中国传统文化历来告诫我们要修心养性。如果能时刻注意这一点，就算面临巨大压力，也依旧能够酣然入睡，一觉到天明了。

此外，保持周围环境的安静、采取合理的睡姿、选择舒适的卧具等，也相当重要。鉴于不同人具体条件不同，短短篇幅也不可能一一列出。这里，稍微介绍一下的是睡姿的选择。孙思邈曾说，"屈膝侧卧，益人气力，胜正僵卧。""凡人卧，春夏向东，秋冬向西，头勿北卧，及墙北亦勿安床。"印度的苏布拉瓦尼教授研究也发现头东脚西是比较科学的睡姿，因为磁场的关系。我便是采用这种方法的，诸位不妨试试。

那么，经常失眠的，又该怎么办？

除前面提到的规律作息有利于睡眠外，其他的比如静坐安神，睡前按摩，沐足，白天练下气功、练练太极等都有助于入睡。而这些内容在下面的章节中我还会谈到，如沐足、按压涌泉穴等。当然，有时候还需要求助于医生，用中药调理好阴阳气血。

说起睡眠，这里再顺便提下午休。虽然有些人主张不需要午休，但我觉得午睡对人体也是很重要，特别对于老年人。以我为例，我每天午餐后一般是看会儿报纸，稍事休息，然后就午睡一会儿，午睡时间一般在 1 ~ 1.5 小时。适当的午睡可以弥补上午学习和工作所消耗的精力，又为下半天的工作和学习做好准备，对于保持精力充沛、提高工作效率都是很有帮助的。

当然，午睡也要有点讲究，比如我就经常教我的学生和病人要注意下面这些：

·午餐后不要立即午睡，最好休息半小时后再睡，否则容易延长胃的排空时间，影响胃的消化功能。

·午睡时间以 1 个小时左右为宜，老年人，可以适当延长午睡时间，但也不宜太长。午睡时间不宜太短或太长，太短达不到休息的目的；太长的话，人体容易进入深睡状态，醒来后反觉精神状态不好；而且多于 1 小时的午睡，还容易影响到晚间的睡眠。

·不要坐着午睡和伏案午睡，也不要以臂代枕，不正确的睡眠姿势，不仅不能消除疲劳，还会影响大脑的供血和供氧，出现眼球受压，前臂缺血缺氧麻木等症状，还容易得颈椎、腰椎疾病，不利于健康。

·起床时不要过猛，以防脑部突然的供血不足而晕倒。最好在床上先停留数分钟，稍事活动，再慢慢起床。

·另外，老年人不宜独居，睡眠中，最好能有人照料，及时发现和处理不良睡眠情况，如呼吸暂停、异常打鼾、呼之不醒等，防止睡眠中猝死现象的发生。

其中的后两条注意事项，也适用于晚间的睡眠。

养生第三法
晨起后静坐吐纳

我在清晨睡醒后，一般不会很快下地活动，而是先盘腿静坐于床上，闭目，心无杂念，使自己意念集中，缓慢做 50 个深呼吸，然后再慢慢起床，开始一天的活动。

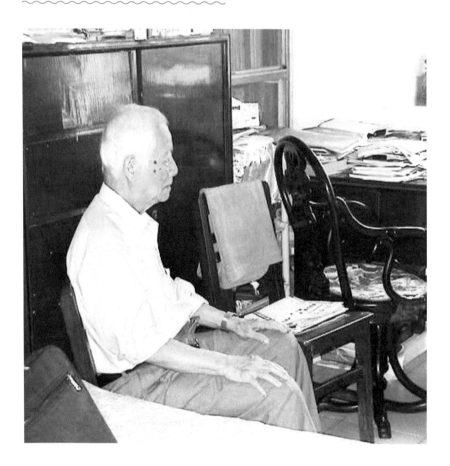

儒、释、道三教皆有养生之法，而均主张静坐，也叫"打坐"。教人息心摒念，放下尘怀，从"恬淡虚无"四字入手，少一点妄念，便多添一分正气，久而久之，则真气从之，精神内守，病安从来？

呼吸，是大千世界一切动植物存在的本能。失去呼吸等于失去了生命。吐纳也属于呼吸形式，吐即呼气，纳即吸气。养生内修之吐纳术，以调息运气为主，不发气，不发力，周身气血同天地之灵气形成循环，随心所欲，悠然自得。修习得法并坚持下来，更能达到延年益寿的结果。

晨起静坐吐纳除了吐浊纳清外，此法还有助于全身放松、大脑入静，调整脏腑功能，起到防病健身的目的。晨起静坐吐纳还可以减少头晕、猝死等的发生，因为清晨是心血管疾病高发的时间段，起床太急，活动太快、太剧烈，都容易诱发这些疾病。

下面就该法略作介绍：

准备工作

静坐时，要注意保持居室内空气的流通，尤其对于习惯夜间睡眠时关窗的人群。

经过了一夜的睡眠，人体睡眠中会排出很多废气，早晨时起床，卧室内多缺乏新鲜空气。因此，起床后需要适当的开窗通风，保持居室内空气的流通。

静坐前要先排二便，放松腰带，做好准备活动，以利于精神放松。

静坐时要避开风口处，以免受风着凉。

静坐时，还要尽量避免外界的干扰，告诉家人予以配合，以免分神。

坐姿的要求

一般人宜采取盘坐式：即双腿交叉盘坐，稳坐于板床上，一般以木板床为宜。

静坐时，上身要自然放松，头位正直，自然闭目，含胸拔背，两手置于腹前相互轻握，也可双手自然垂放于两腿上，以人体感觉舒适为度，上半身稍向前倾，坐正后，全身放松。

吐纳的方法

吐纳，也即呼吸，正确的呼吸方法，可以帮助人体吐浊纳清，排出体内浊气，促进身体内外气体的交换和物质的代谢。

要诀：静坐时，要闭口藏舌，舌尖抵于上腭。呼吸为息，息粗鼻有声，叫作"风"，不能入静。由粗调细，呼吸似有似无为上。

建议：对初学吐纳的朋友，建议开始练习时采取自然呼吸，即不加意念，听任平时的呼吸习惯，保持均匀的呼吸节律，以后可逐渐有意减慢呼吸频率，加大呼吸深度。

此外，还有腹式呼吸法，即用腹部的力量进行呼吸的动作。其中又分为正呼吸法和反呼吸法。

正呼吸是指在意念的引导下，加强呼吸的腹式运动；吸气时腹部隆起、膈肌下降，呼气时腹部内收、膈肌上移；同时做到意守神阙（肚脐）。

反呼吸是指在意念的引导下，呼吸时进行逆腹式运动，即吸气时腹部内收、膈肌上移；呼气时腹部隆起、膈肌下降。

开始练功之前，先张口呼气，使体内的浊气随呼气尽量呼出，然后以鼻用力吸气，如此反复三次，然后开始缓慢、深长的呼吸，呼吸时要尽力使自己精神内守、心无所牵。

练功时要凝神

晨起静坐吐纳，除了进行呼吸吐纳动作，还要求练功者要凝神。在坐正、放松、呼吸调匀后，便开始集中精神，要把涌现出来的千丝万缕的思想安静下来，即凝神。因为打坐时你才发现思想是很杂乱的。要想名利财色皆为身外之物，而人生苦短，如白驹过隙。把飘忽不定，杂念纷呈的神思安定下来，给心松绑，心得自在，则神清气爽，而真气从之。

　　凝神时可以把意念停留在身体的某一部位上，如脐下丹田处，来帮助放松入静。

　　概括来讲，晨起静坐的方法就是，首先摆正姿势，再调整好呼吸，最后调整意念，凝神静守，排除杂念，放松入静，至少做够 50 个呼吸。

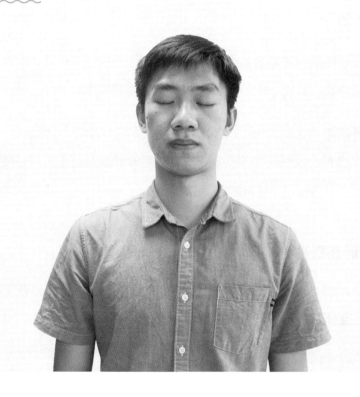

养生第四法
自我保健按摩

完成静坐吐纳后，我喜欢行自我保健按摩。即通过对头颈、躯干、四肢缓和柔韧地自我按摩，帮助人体疏通气血、畅通气机，起到很好的保健和防病的作用。我把它叫作"保健功""床上八段锦"。

按摩不同的部位可以起到不同的作用，这是因为不同部位有不同的经络分布，同内在脏腑的联系也有所区别。无论按摩何处，手法均要尽量做到有力而不过猛，柔和而不太轻，还有就是均匀，且多以自觉局部有温热感为度。

下面，简单介绍下这种按摩法：

头部的按摩保健

全身保健按摩，先从头开始，叫作"敲脑袋"。

作用：提神醒脑，减缓疲劳。

"敲脑袋"的方法，可以帮助改善头皮及毛囊部的供血，对于易脱发的人群，在一定程度上可以起到防脱发的作用；人体头部有许多重要的保健穴位，如百会、四神聪等，通过对这些穴位的刺激，可以疏经活络、帮助头部的气血流通，长期坚持，还有着延缓大脑衰老的作用。

注意：敲击时用双手十指指尖的指腹接触头皮，用力要柔和，以人体感觉舒适为度，不宜太大力或太小力；太大力容易损伤头皮，力量太小则效果不好；敲击时要以手腕部用力为主，借助于手指弹起的力量，上肢不需要太用力。

敲脑袋

方法 / 即以双手十指指尖指腹的部位，力度均匀、柔和地敲击全头部，反复数十次。

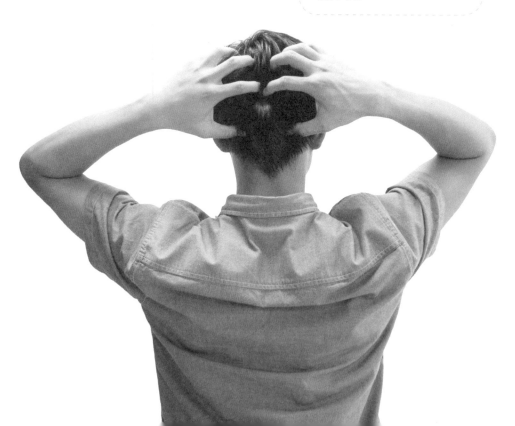

摩面

方法／敲击完头部后，便开始摩面（又称干洗脸、浴面）。即将两手掌心相互搓热后，按自下而上、由里向外的方向打圈，反复摩擦面颊、鼻梁、额角等部位，如此这般抚摩搓擦，如浴面状，反复数十次。

作用：美容。

因为摩面动作，可以改善面部皮肤和肌肉的供血，延缓面部皮肤的衰老。

注意：摩面时注意不要用力向下牵拉皮肤，否则容易产生皱纹。

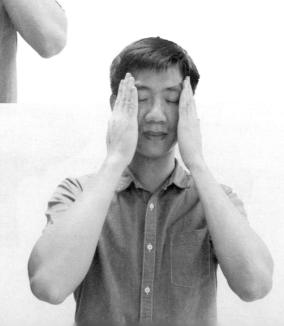

摩目

方法 / 接下来是摩目。动作开始时，轻闭双目，先沿一个方向转动眼珠，再反方向转动。然后两手搓热，将掌心置于眼睑上，由内向外、由下而上做环形摩动。两拇指分别按揉眼周的睛明（眼角内侧）、四白（眼眶下方凹陷处）、太阳（眼角外侧后方凹陷处）等穴，同时两手食指轻刮眼眶四周。

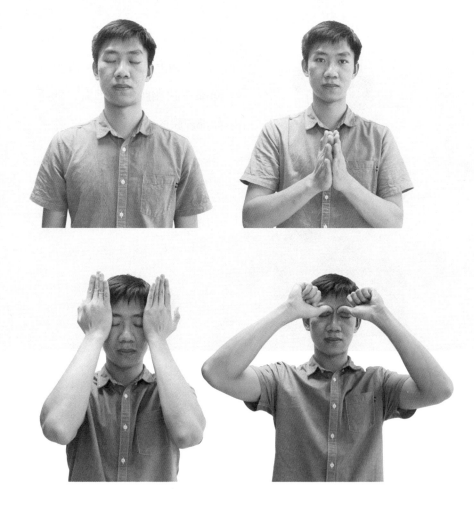

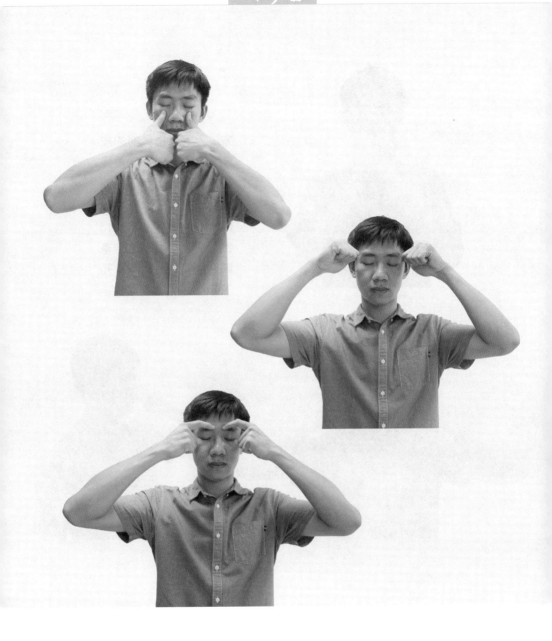

作用：明目、防治目疾。摩目动作可以改善眼周的血液循环。

注意：按摩眼部四周时，用力要柔缓、均匀、有节奏，勿大力，否则容易损伤眼周的皮肤。

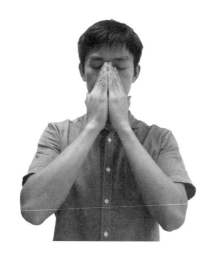

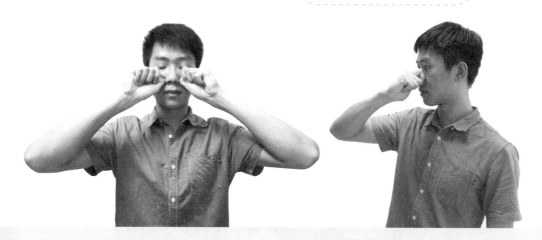

揉鼻

方法／下来是鼻部的按摩。以双手四指反复揉搓鼻翼两侧至目下的部位，以拇指分别在鼻翼两侧的迎香穴上按揉；然后两手分别揉捏鼻翼、鼻根周围及两鼻孔下缘。

作用：揉鼻动作，可以改善鼻腔部的供血，增强鼻黏膜的功能，对于慢性鼻炎、鼻窦炎、嗅觉减退、鼻部过敏性疾病都有很好的防治和改善作用。

注意：同摩目。

耳部按摩

方法／耳部按摩，用双手掌按上下方向或以划拳的方式按摩耳部，或以手指摩搓耳部，反复多次，以耳部感觉温热舒适为度。

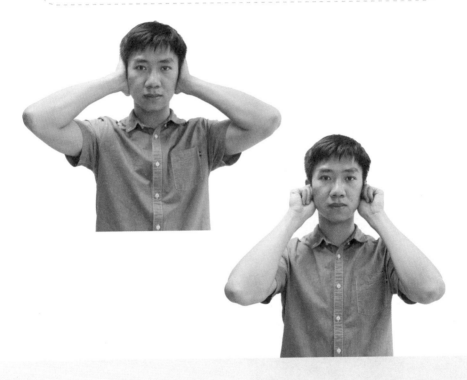

作用：聪耳。按摩耳部，可促进耳部气血流通。加上耳部是宗脉所聚处，脏腑、躯干、四肢在耳部都有相应的反应点。因此，经常按摩揉擦耳朵，不仅具有清脑醒神聪耳的功效，还可以通过对耳部各反应点的刺激预防多种疾病。

注意：耳部按摩动作同样要柔和，不可大力，以能使局部感到温热为度。

　　以上是头面部的按摩方法介绍。头面部的按摩可以有效改善头面部的血液循环，促进新陈代谢，防止头晕、头痛、视物模糊、感冒、各种眼疾和鼻部疾病等，长期坚持，将获益很大。我今年102岁了，仍然面色红润，满头银发，耳不聋、眼不花，嗅觉灵敏，牙齿不垮，我想同我长期按摩头面部是有重要联系的。

颈部的按摩保健

方法／以两手十指抱后颈，颈部往后用力数次，然后向前后、左右及四周各个方向缓慢活动颈部，以活动颈部肌肉和关节。

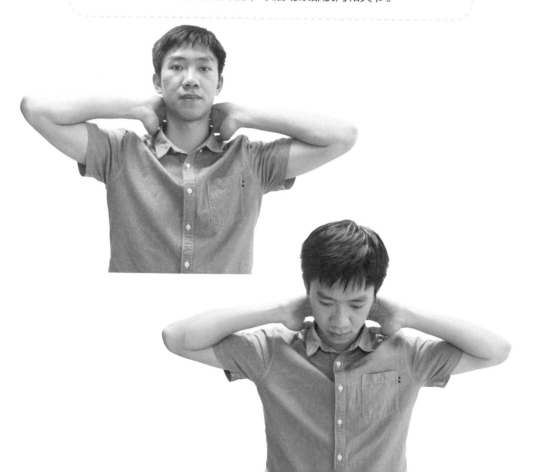

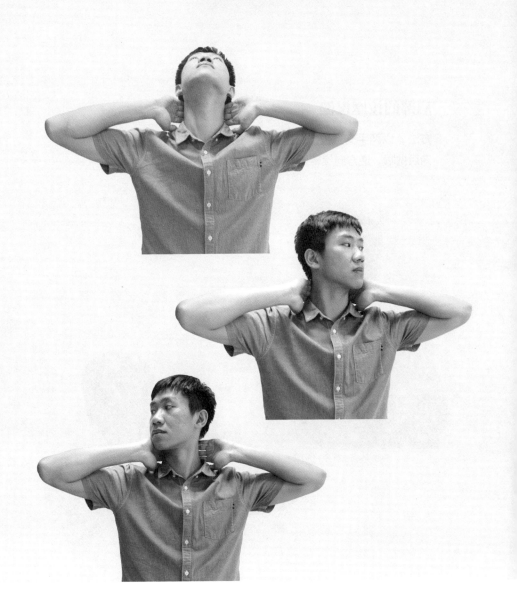

作用：颈部按摩可以有效缓解颈部疲劳，预防颈椎病。对于经常低头工作的办公室人群尤其适宜。

注意：颈部按摩动作宜缓慢、柔和，以免用力过猛扭伤颈部肌肉，对有颈椎病的朋友，动作更宜轻柔。

肩部的按摩保健

方法／以两手交互按揉两肩关节，揉按时以肩关节为中心，向前或向后做顺、逆方向旋转运动。

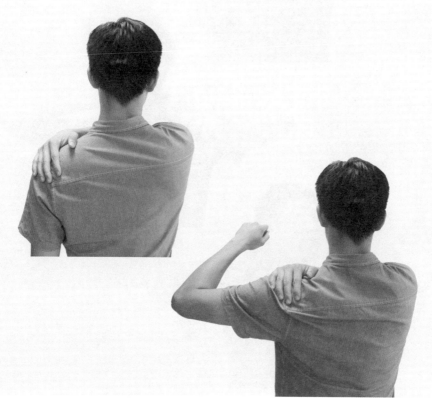

作用：肩部的按摩，有利于缓解肩背部的疲劳，可以有效预防肩周炎、肩臂痛等疾病。

注意：肩部按摩动作用力宜均匀、轻柔，对已有肩关节疾患的读者，做前后旋转动作时要缓慢、轻柔，以免加重病情。

胸部的按摩保健

方法 / 将一只手放在心前区上，另一只手放在其上，按顺时针、逆时针方向各按摩数十次。

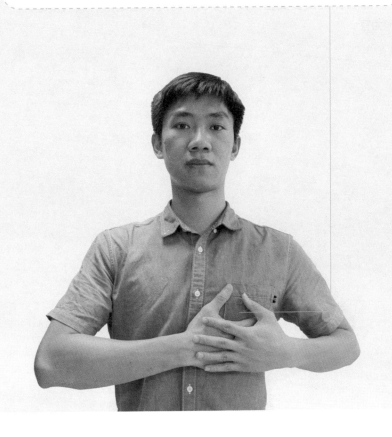

作用：坚持按摩心前区，可以益气强心，活血通脉，缓急止痛，有助于预防冠心病等疾病。

注意：胸部按摩动作用力宜均匀、轻柔，腹部同此。

腹部按摩

方法 / 将两手掌相互擦热，先用一手掌心贴住腹部绕脐做顺时针方向摩动数十次；同样方法再以另一手掌心按逆时针方向揉按腹部数十次。如此反复交替，按摩多次。时间以晨起后、饭后及睡前为宜。

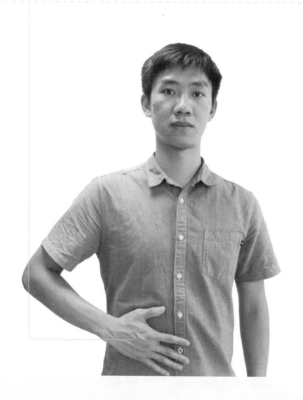

　　作用：坚持腹部按摩，可以健脾和胃、固本培元，有效预防胃脘胀满、疼痛，腹泻、便秘，胃病及十二指肠溃疡等消化系统疾病。

腰背部按摩

方法／先将两手搓热，然后两手紧按后腰部肋弓下缘与腰肌夹角处，稍停片刻后用力向下搓到臀沟处，如此两手上下往返搓揉数十次。

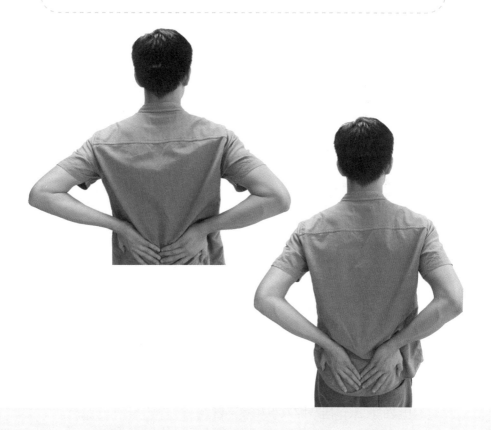

作用：坚持腰背部的按摩，可以调和气血，疏通经络，补肾益精，温经散寒，调和脏腑，可以有效防止腰背部虚冷疼痛、腰膝酸软等症状。

上肢部按摩

方法 / 按摩双手，即将两手心相互搓热，一手紧握另一手背，用力摩擦揉搓，以发热为度；再用同样方法换手摩搓。擦臂即将两手相互搓热，先用右手掌紧按左上肢前臂内侧，自腕部向上擦至腋下，然后以手掌按在左肩外侧自上而下擦至左上肢前臂外侧，如此反复多次。再换左手掌擦右上肢，方法同前。

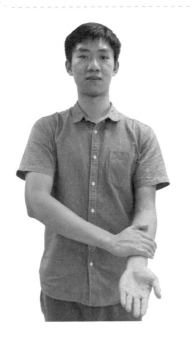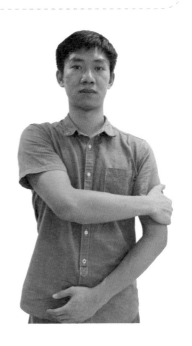

上肢的按摩包括摩擦双手和擦手臂。

作用：坚持摩擦双手和摩擦手臂，可以有效预防各类手疾、肩臂麻木、酸痛等症。

注意：动作宜缓慢、柔和、均匀，下肢按摩同此。

下肢部按摩

方法／取正坐位，两手掌心向内，抱住一侧大腿根部用力向下擦至踝部，然后再从踝部向上擦回大腿根部，如此反复多次，再用同样方法按擦另一侧下肢，反复多次。然后两手相互拿捏小腿后部肌肉，上下来回，反复拿捏多次。然后以一手握住对侧踝关节，做向内或向外的旋转运动，两侧踝关节交替进行，反复数十次。然后取盘坐位，用左手拇指揉擦右侧足心涌泉穴 100 次，再用右手拇指反复揉擦左足心涌泉穴 100 次，左右脚交替进行。

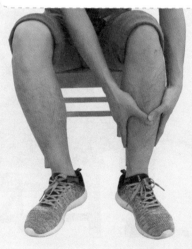

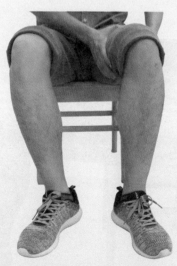

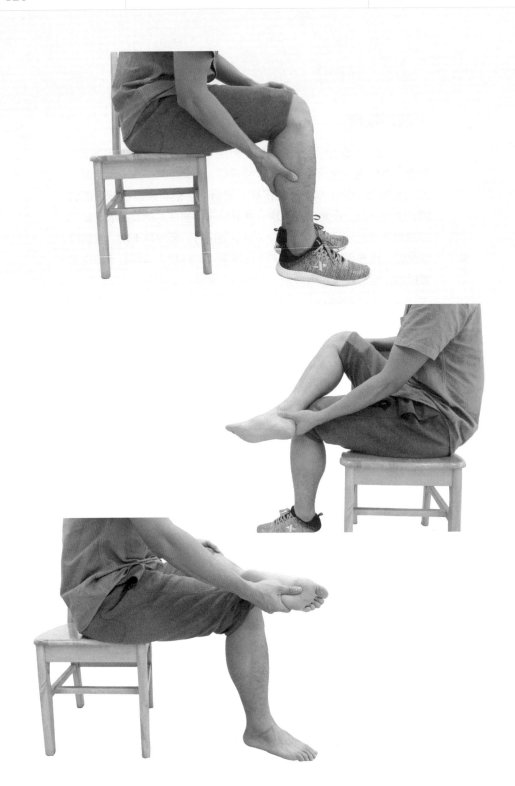

下肢部的按摩包括按摩双腿和按揉下肢保健穴。

作用：坚持按摩双腿和拿捏小腿部肌肉，可以通经活络、祛除疲劳，使下肢保持灵活，防止下肢痹痛等疾。经常活动踝关节，可以帮助滑利关节，强筋健骨，增加关节灵活性，预防关节扭伤。坚持揉擦涌泉穴，可以引火归原，滋阴育阳，安神宁志。

以上是对我每日全身自我保健按摩具体方法的介绍。

我认为，全身按摩可以使肌肉放松、血流畅通，改善身体的气血运行，促进身体的新陈代谢。早晨起床后，从头开始，全身按摩，持续 30 分钟左右为宜。就算清晨没时间，每日趁工作之余，一有空闲时，都可以随时随地进行。针对自身存在的一些不适，可以按照上面介绍的不同部位的方法进行选择。

全身自我保健按摩，可以使人体气血流畅，浑身通泰，舒适放松。按摩时可以闭目养神，按摩结束后，人会觉得身体温暖舒适，全身上下筋肉轻松、精神抖擞，精力充沛。

养生第五法
晨起后饮茶

茶字，从不同角度看，都可以得出许多有趣的解释。不信你看："茶"字拆分开来是二十加八十，就是"108"，说喝茶可以使人寿命超过"茶"之数，享有此寿的，又叫"茶寿"；还有人根据《说文解字》的造字原则，提出"茶"字是由草字头"艹"、"人"及"木"3部分构成的，意为"人在草木间，孰能不喝茶"。

清晨起床做完静坐、按摩保健功后，我喜欢喝一杯枸杞菊花茶、龙井茶、普洱茶等花茶或绿茶。

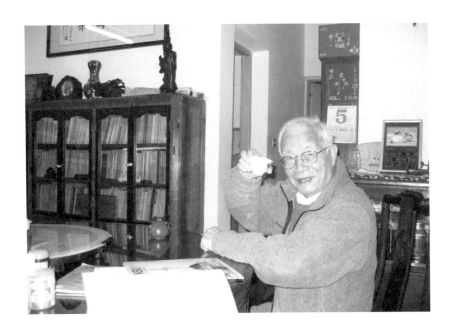

我国为饮茶大国，拥有悠久的历史，形成了韵味十足的茶文化。有兴趣的朋友可以参考一些茶的专著，如陆羽的《茶经》、丁谓的《北苑茶录》、宋子安的《东溪试茶录》、黄儒的《品茶要录》、熊蕃的《宜和北苑贡茶录》、赵汝砺的《北苑别录》、蔡襄的《茶录》、田艺蘅的《煮泉小品》、许次纾的《茶疏》等。

我国茶叶种类繁多，根据制法不同，大体可分为绿茶、白茶、红茶、黄茶、黑茶、乌龙茶、花茶、速溶茶、袋泡茶等。不同体质的人，适合饮用不同的茶叶。

茶叶含有非常丰富的物质，在防病治病方面，均有非常多好处。

我国古代的中医，还曾多次运用茶叶来治病，兹举两例：

> 《古今医统大全》记载："沈绎，字诚庄，吴郡人，聪明好学，善医方。洪武中，肃王疾，召诊。问知平日嗜乳酪，只烹浓茶饮之而愈。王问。对曰：茶能涤膈中之腻故也。王神其术，遂奏授本府良医云。"

也就是说，茶叶能够消除油腻，荡涤肠胃的积滞，因而可以用来治疗过食奶酪。这个为茶能消除油腻，治疗饮食积滞提供了一个生动鲜活的例证。

《医说》："宪宗赐马总治泻痢腹痛方，以生姜和皮切碎如粟米，用一大盏，并草茶相等煎服之。文潞公得此疾，百药不效，而予传此方而愈。"

这道医案提示了生姜与茶可以用来治疗泻痢腹痛，中医药的神奇大多如此。又民间有云："一年四季常吃姜，不用医生开药方"，"萝卜配绿茶，气得医生满街爬"。

喝茶虽然对人体有很多好处，但饮之不当，反而有损健康，有些人是不适宜饮用茶叶的。

·茶性偏寒凉，素有胃肠虚寒的人群不宜饮用。

·茶叶有提神的功效，严重失眠患者不宜饮用浓茶，否则容易加重失眠症状。

·本有尿路结石的患者也不宜饮用浓茶，因茶叶中含有草酸，多喝茶会增加尿路结石形成的机会，因此不建议饮用。

·茶叶可促进胃液分泌，已有胃病患者，饮用浓茶后会因刺激胃酸分泌过多而导致胃病发作或加重，因此胃病患者宜少饮茶，即使饮用，最好不要饮用浓茶，时间也以进餐半小时之后为宜，不宜空腹喝茶。

·茶中所含的咖啡因、茶碱等物质对胎儿发育不利，因此，孕妇不建议饮茶。

·高血压、严重动脉硬化患者也不适宜饮用茶叶。

关于饮茶的禁忌，《饮茶经》一书中有云："空心茶致心慌，隔夜茶伤脾胃，午茶助精神，晚茶导不眠；过量茶令人瘦，滚烫茶使脏伤"，因此，除了不宜空腹饮茶外，饮用隔夜茶、晚间喝茶、大量饮用浓茶、茶水过烫对健康也都有不良的影响，饮茶时应注意避免。

除了上面介绍的茶叶外，适当饮用一些花茶对于养生保健也有很好的帮助。常见的有清脑醒神明目的菊花茶、活血行气解郁的玫瑰花茶、滋阴补肾明目的枸杞茶、去脂消腻清心的山楂荷叶茶、养血补气滋阴的龙眼西洋参茶、补气健脾强身的黄芪人参茶、清心解暑的菊花荷叶茶、滋补肝肾平肝潜阳的枸杞菊花草决明茶等，具体选择时应根据个人体质不同，合理选用。

另外，除花类茶用滚水冲泡即可外，一些中药保健茶最好是水煎后服用，比起单纯热水浸泡，效果更好。

养生第六法
打八段锦

　　八段锦是我国民间广为流传的具有保健作用的健身操，八段锦的历史源远流长，其源头可追溯至西汉的导引术，至宋代逐渐衍变成八段锦，并逐渐普及。它只有八节动作，简便易学，每个动作舒展优美，而且健身效果明显，历来深受人们喜爱。

　　在家中时，我每日必打八段锦；即使是外出，只要时间和场地允许，也会坚持打。有一次，我在去国外的长途飞机上，还在机舱后部的空闲地方打八段锦呢。可以说，八段锦已经成为我生活的一部分了。我从 50 岁起开始练习八段锦，并逐渐热爱上这个项目，每日清晨练习，数十年来几乎从未间断过，自感从中获益良多，因而推荐大家也多加练习。

　　下面对八段锦的八式动作做一介绍：

第一式　两手托天理三焦

预备姿势

　　直立，两臂自然下垂，手掌向内，两眼平视前方，舌尖轻抵硬腭，自然呼吸，周身关节放松，双足分开如肩宽，足趾抓地，意守丹田，精神集中片刻。

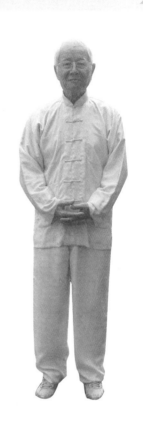

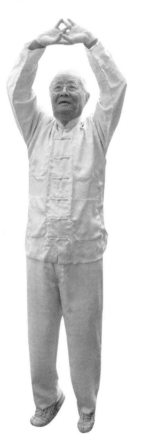

动作

◈ 双臂微曲，两手从体侧移至身前，十指交叉互握，掌心向上。然后两臂徐徐上举，至胸前至头前方时，逐渐翻手掌为向上，继续上举两臂，肘关节逐渐至伸直状态，同时头向后仰，两眼看手背，两腿伸直，脚跟上提，挺胸吸气，屏气数秒并纵向用力拉伸身体。

🌢 两臂自身体两侧缓慢放下，肘臂放松，脚跟下落，同时用力呼气，双手下回至体侧，掌心向内，即恢复至预备姿势。

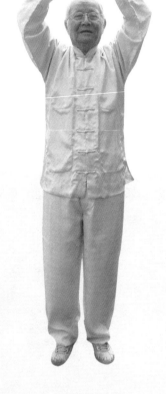

要点

　　双手上托时吸气，下放时呼气，足跟上提站立并拉伸身体时呼吸可暂停数秒，呼气和吸气动作宜深长均匀，如此反复16～20遍。

功效

　　此节动作是躯干和四肢的运功，以挺胸仰头为主。该节的动作有利于胸廓的扩张和活动颈部肌群；同时呼气和吸气动作，还可以帮助练习者吸进更多的氧气、排出体内浊气，有助于加强血液循环，增加头脑部的血液和氧气供应，解除疲劳，清醒头脑。通过此节动作的练习，可以调理上、中、下三焦，起到调理和强健身体各个内脏器官的作用。此节动作强调挺胸、头往后仰的动作，所以主要还是以调理肺脏与心脏血循环（上焦）为主，增加呼吸和血液循环。此外，经常于空阔处练习，仰望苍穹，对一些不愉快事情也容易释然于胸，有益调节自我心态。

第二式　左右开弓似射雕

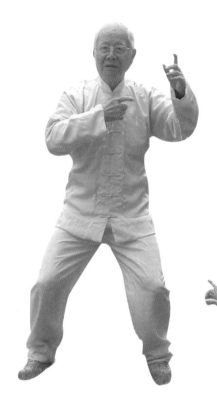

预备姿势

　　左脚向左侧跨一步，双腿分开下蹲成马步，上体直，两手臂自然放松，垂于身前，掌心向内。

动作

◆ 两手臂抬于胸前、内屈、平两肩，左手食指略伸直，左拇指微外展伸直，其余手指微屈，拳心向前，右手微握拳，拳心向内后，然后左手向左侧平伸，掌心由前逐渐转为外向并伸直手臂，同时右手向右侧拉伸，拳心始终向内后方向，眼看左手食指方向，同时扩胸吸气，两臂用力向身体两侧拉伸，模仿拉弓射箭姿势，屏住呼吸、保持数秒。

● 两臂渐收回至前胸，同时呼气；左手微握拳，拳心向内后，右手食指略伸直，右拇指微外展伸直，其余手指微屈，拳心向前，然后右手向右侧平伸，掌心由前逐渐转为外向并伸直手臂，同时左手向左侧拉伸，拳心始终向内后方向，眼看右手食指方向，同时扩胸吸气，两臂用力向身体两侧拉伸，模仿拉弓射箭姿势，屏住呼吸、保持数秒。然后两手臂返回至胸前，同时呼气。如此两臂交互向外侧拉伸。

要点

伸手时吸气，拉弓时屏住呼吸数秒，手臂回缩至胸前时呼气。如此左右轮流进行开弓拉伸，重复 16～20 遍。

功效

这一节动作的重点是运动胸廓、肩胛骨、手臂后方及背部肌群，活动颈椎，通过两臂外展和牵拉动作，可以增加胸廓活动度，增强呼吸功能和血液循环，同时颈椎向左右旋转，可以缓解颈椎及附近肌肉疲劳。常练此节动作对于慢性肺部疾病与肩关节疾病有一定的调节作用，并可增加四肢肌肉的力量。

第三式　调理脾胃须单举

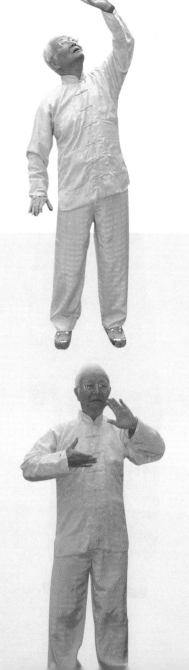

预备姿势

　　直立，双足分开如肩宽，脚尖向前，双手自然下垂，位于体侧，两目平视前方。

动作

◦ 两臂上抬至胸前平屈，掌心向上，指尖相对，然后右手翻掌向外并上举，掌心向外；头向后仰，眼看右手尖；同时左手下按，掌心向下，指尖向前；此过程中吸气，待两手臂分别上下伸直时，微屏住呼吸数秒，同时尽力拉伸身体。

◦ 然后开始呼气，同时右手臂下垂至胸前，掌心向内，左手臂上抬至胸前，掌心向内相对，然后双手交错，然后左手掌翻掌向外并上举，头向后仰、吸气，眼看左手尖，同时右手下

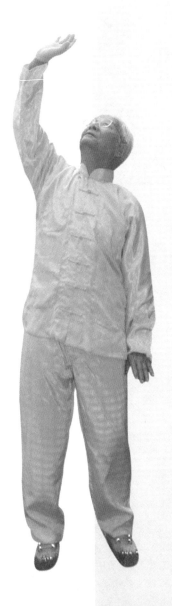

按，掌心向下，指尖向前，用力拉伸身体，并屏气数秒钟。然后左手臂下垂至胸前并呼气，右手举至胸前，掌心相对。如此两臂交互上举。

要点

上托下按、拉伸身体时吸气；保持身体拉伸状态数秒钟，同时屏住呼吸；双臂还原时呼气。如此重复16～20遍。

功效

此节动作是两臂交互上下拉伸与下按，同时仰头，直腰脊柱侧屈，使两侧的内脏器官和躯干肌肉做协调的牵引，主要作用于中焦，特别是使肝胆脾胃等器官受到牵拉而活动，可以促进肠胃蠕动、胆汁分泌，增强脾胃消化功能；经常锻炼有助于加强脾胃功能、增进食欲、帮助营养物质的吸收。

第四式　五劳七伤往后瞧

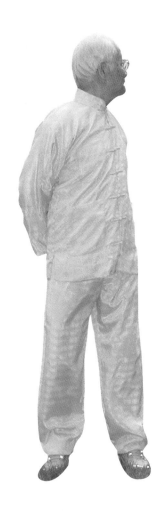

预备姿势

　　直立，双足分开如肩宽，两臂自然下垂，双手置于身体两侧，两目平视前方。

动作

● 双臂后伸，放于后臀部，手掌掌心向后，保持躯干不动，头慢慢向左后旋转，眼睛跟随头部向左后方向看，深吸气，并保持片刻。

● 头旋回，恢复正前位，眼睛平视前方，并呼气；随后头再向右后旋转，同时眼睛向右后方看，深吸气，并保持片刻，再慢慢将头转回原正位，并呼气。

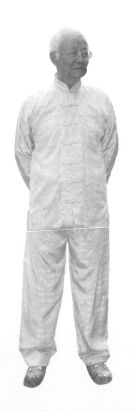

头向两侧后方旋转时吸气，并保持此动作片刻，头部转回时呼气，重复此节动作 16～20 遍。

功效

本节动作中通过头部左右旋转、反复活动，可以增强颈部深浅肌群的收缩能力，加强胸骨和肋骨的活动度，有助于改善肺部通气功能，尤其可以促进两肺尖的通气。同时头颈部的活动，可以增加头脑部的供血，对于中枢神经系统和脑部都有较好的调节作用，对于防治五劳七伤都有好处。此外，通过眼球和颈部肌群的运动，可以使眼球和颈部肌肉得到锻炼，有助于改善视力，治疗落枕、颈椎病等疾病，减轻眩晕和上肢麻木等症状。

第五式　攒拳怒目增气力

预备姿势

　　两腿分开，屈膝蹲成马步，两臂屈肘握拳置于腰部两侧，拳心向上，两脚尖向前或外旋，双目怒视前方。

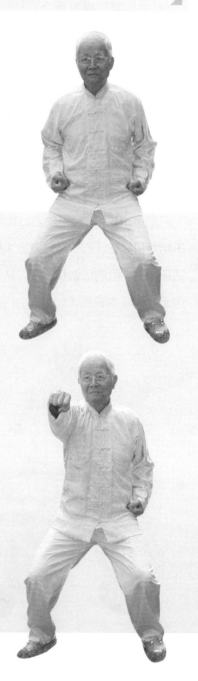

动作

　· 右拳向前方猛击出，拳与肩平，拳心向下，两眼睁大，向前虎视。

　· 右拳收回至腰侧，同时左拳向前猛击出，拳与肩平，拳心向下，两眼睁大，向前虎视。

　· 左拳收回至腰侧，随即右拳向右侧击出，拳与肩平，拳心向下，两眼睁大，向右虎视。

　· 右拳收回至腰侧，随即左拳向左侧击出，拳与肩平，拳心向下，两眼睁大，向左虎视。

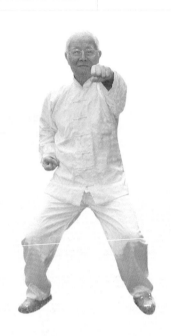

要点

　　握拳要紧，脚趾用力抓地，出拳要用力，聚精会神，瞪眼怒目，做以上动作时要配合呼吸，拳出时呼气，回收时吸气。如此反复进行16～20次。

功效

　　这段动作主要是运动四肢和眼部的肌肉，做此节动作时，练习者处于用力和紧张状态，可以激发大脑皮质和交感神经的兴奋性，加强血液循环，促进肌肉舒张和收缩，从而帮助气血的运行，有利于防止四肢肌肉无力和麻木的症状。

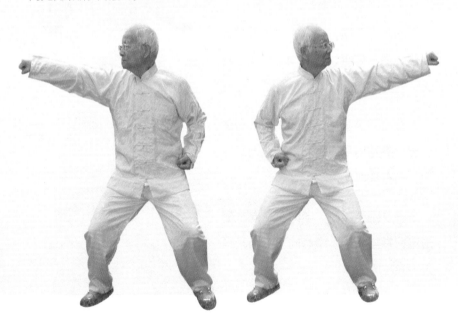

第六式　两手攀足固肾腰

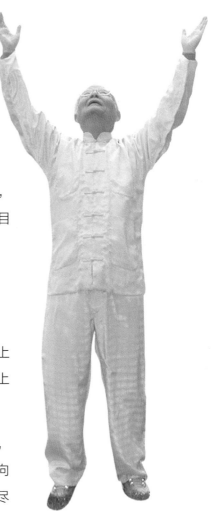

预备姿势

　　两腿直立，双足分开与肩同宽，双手自然下垂，位于身体两侧，两目平视前方。

动作

◦ 两臂自身前方向上举至头部外上方，吸气，掌心相对，上肢伸直，上体背伸，头略向后仰，眼看上方。

◦ 两臂经头前方回落至身前，呼气，掌心由内逐渐变为向下，同时上身向前弯曲，弯腰，两臂下垂，两手尖尽量向下，触摸脚趾部，头略抬高。然后直立还原为预备姿势。

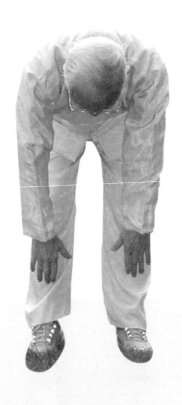

要点

　　身体前屈时，膝部不要弯曲，腰部尽力向下弯曲，手指尽力触及脚趾或地面，老年人或关节疼痛病人练习时不强求此点，以个人能耐受为度，身体后仰时要达到最大限度。屈体时呼气，后仰时吸气。动作宜慢，重复 16～20 遍。

功效

　　此节动作，包括头部后仰、上体背伸和弯腰动作，主要是运动腰部。腰部既是全身运动的中枢，又是头颈和躯干负重的轴心，是人体重要组成部分之一。经常运动腰部，不仅能加强腰部肌肉、腰椎关节、腰间韧带等连接的活动功能，还对支配下肢的主要神经（坐骨神经）有一定的刺激和按摩作用。在解剖学上，肾居腰部，中医讲"腰为肾之府"，经常锻炼腰部，可以对肾脏起到一定的按摩作用，起到强肾的作用。因此，常练此节动作，可以起到强健腰肌、壮腰补肾的作用，对于腰肌劳损、腰椎退变、坐骨神经痛、腰腿疼痛等均有一定的改善作用。

第七式 摇头摆尾去心火

预备姿势

两腿分开站立，屈膝下蹲成马步，两手按扶膝上，虎口向内，上体正直。

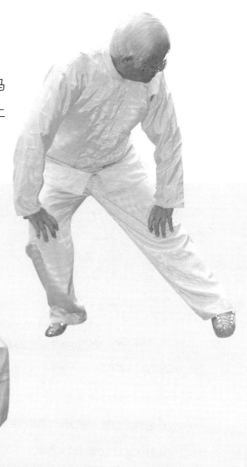

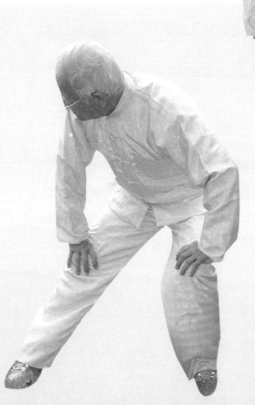

动作

⬤ 上身及头部向前深俯屈，随即头逐渐向左后方向做弧形旋转，眼睛尽力向左后方向看，吸气，同时臀部向右摆，左膝伸直，右膝屈曲，保持此姿势数秒钟；然后头部及上身向前转回，呼气，恢复成预备位。

⬤ 上身及头部向前深俯屈，随即头逐渐向右后方做弧形旋转，眼睛尽力向右后方方向看，吸气，同时臀部向左摆，右膝伸直，左膝屈曲，保持此姿势数秒钟；然后头部及上身向前转回，呼气，恢复成预备位。

要点

弯腰旋转时吸气，恢复预备位时呼气，反复 16～20 遍，最后直立而收势。

功效

这段动作是全身的运动，尤其是颈椎、腰椎及下肢的活动，头部尽量向后旋转，不仅可以锻炼颈部的肌肉和关节，还可增加胸廓的活动，有助于改善人体的血液循环，增加组织的供血；此节动作中腰椎的活动可以锻炼腰部肌肉、关节、韧带等，对腰部疾患及下肢活动都有着良好的调节作用。

第八式 背后七颠百病消

预备姿势

直立位，两脚并拢站立，手臂自然下垂，两手置于臀后，挺胸，两膝伸直。

动作

两脚跟尽力上提，慢慢离地，两膝挺直，同时吸气，头向上顶，稍待片刻，脚跟迅速落地，呼气，全身放松。

要点

提脚跟时吸气，落下时呼气，脚跟落地要迅速，使身体有明显的弹跳感（即"颠"），如此反复进行 16～20 次，最后恢复成预备姿势而收势。

功效

这段动作的要领是使全身肌肉放松，脚跟下落时要有轻微的弹跳感，使全身肌肉得到放松。足的弹性震动，可以活动整个脊柱，并增加脑和脊髓的血液循环，可以预防多种脊柱疾患；同时震动感传遍全身，可以起到畅达经脉、通行气血、清头醒脑的作用，对慢性疾病的康复有一定的效果。

以上是对八段锦八节动作的介绍。八段锦动作简单，简便易学。八段锦的每节动作都和人体的某一脏腑相关联，对内脏有明显的自我按摩和调理作用，能有效提高人体的免疫力，消除疲劳，恢复体力，经常锻炼可以增强体质，延年益寿。

我对运动的看法是"生命在于运动"，"但不当使极耳"，所以比较喜欢打八段锦，并推荐读者尤其中老年人学会这套动作，并常加练习，这对于我们的防病、强身、抗衰老将会有很好的帮助。

八段锦的练习，不只是简单的肢体活动，它要求练习者练习时身体的伸展、俯仰、屈伸等动作必须到位，同时要配合"意念"和有节奏的呼吸。意念活动即指在做动作时要集中思想，排除杂念，不受外界干扰，将注意力放在丹田部位；呼吸宜放松、舒缓、自然，用鼻呼吸。

练习八段锦，如同其他运动项目一样，也应该遵循由少到多、循序渐进的原则，逐渐延长锻炼时间和增加运动强度。具体运动量的掌握应视个人体质而定，以感觉舒适为佳。

养生第七法
早餐后练气功

"余闻上古有真人者……呼吸精气，独立守神，肌肉若一，故能寿敝天地，无有终时，此其道生。"（《素问·上古天真论》）

这几句话指出了练气长寿的方法。通过"呼吸精气"的练习方式，逐步努力，达到"独立守神，肌肉若一"的境界，故能"寿敝天地"，即长寿。

从中我们可以看出，气功是一种很好的锻炼方法，经常练习，对于防病保健、延缓衰老都很有帮助。下面就对我个人对气功的一些认识，做一些简单的介绍：

什么是气功？

气功是中华民族独特的文化遗产，据记载已经有三千多年的历史。在古代，气功被称为"导引""吐纳""禅定"等，很多养生保健家或修习武术者，都很重视气功锻炼。

如果用现在的语言来下定义的话，个人觉得，气功是一种以调

心、调息、调身为手段，以防病治病、健身延年、开发潜能为目的
的一种身心锻炼方法。

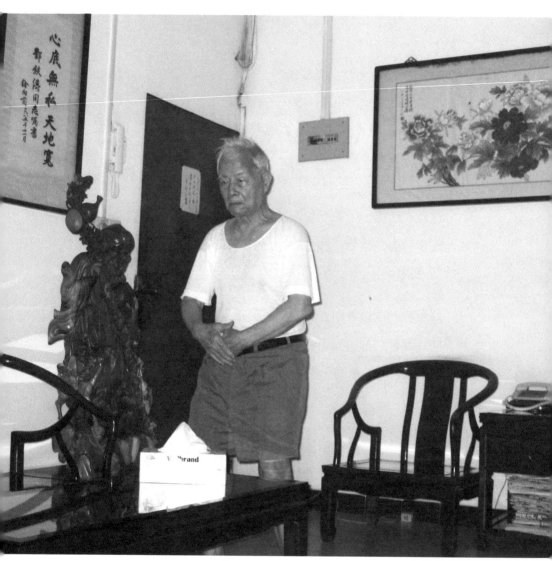

下大雨邓老在家练气功

下篇

有人说"气功的真假，难以区别。"我说很容易而且准确。就是病人自己来做的气功，就是真的。它非但可以治病，而且还可以却病延年。凡气功师来替你治病或会气功的人来替有病者治疗疾病，都是假气功，是骗局。

我们必须知道，练气功，做气功只能自己受用，旁人是无法"叨其福庇"的。不像钞票一样可以送给你、借给你、支援给你。

气功锻炼的三个境界

王国维在他的《人间词话》中说到治学经验，即古今之成大事业、大学问者，必经过三种之境界：第一种境界是"昨夜西风凋碧树，独上西楼，望尽天涯路"；第二种境界是"为伊消得人憔悴，衣带渐宽终不悔"；第三种境界是"众里寻他千百度，蓦然回首，那人却在灯火阑珊处"。

有人则谓练习气功也有三个境界。

第一阶段就是"练精化气"。

第二步功夫，就是"练气化神"。

第三步功夫即"练神还虚"。

把"精气神"三宝紧密联系起来，同时修炼这三宝，以求延年益寿。

气功的练习方法

各派气功尽管方法各异，但总以练意、练气为主，注意调心、调息、调身三方面的锻炼。调心是调控心理活动，调息是调控呼吸运动，调身是调控身体的姿势和动作，这三调是气功锻炼的基本方法和规范。现对其简单介绍如下：

姿势（调身）

调身是姿势的锻炼，气功练习要求姿势要自然放松。不同的姿势有不同的生理特点，姿势本身也起着一定的治疗作用。

常用的姿势有平坐、自由盘膝坐、盘坐、靠坐、仰卧、侧卧、半卧、站式、走式等。我常用的调身姿势以坐式为主。

自然舒适的姿势是顺利进行气功呼吸和诱导精神松静的先决条件，姿势总的要求是自然舒适，符合生理习惯。

呼吸（调息）

调息就是进行呼吸锻炼，呼吸是气功疗法的重要环节。练习气功要求呼吸无声、细长均匀、出入绵绵。只有呼吸均匀、调息得当，才能心定，心定才能入静。

调息的方法有多种，常用的有：自然呼吸法、深呼吸法、顺呼吸法、逆呼吸法、停闭呼吸法、意达部位呼吸法、分次呼吸法、鼻吸口呼法、真息法等，练习时可根据不同的功法要求加以选择。我常用的调息方法有自然呼吸法、鼻吸口呼法和意达部位呼吸法几种。

练呼吸时要在"柔和自然"的基本法则指导下逐步做到深长、细匀、缓慢，切不可急于求成。

入静（调心）

入静是指练习者在大脑清醒的状态下进入一种稳定的安静状态，心无杂念，集中意念于一点，即意守丹田或留意呼吸，对外界刺激的感觉减弱，进入似醒非醒、似知非知的境界，即大脑皮质进入保护性抑制状态。

常用的入静方法有：意守丹田法、默念字句法、随息法、数息法、听息法等。我个人喜欢意守丹田法和随息法。

以上几种调心入静练习法初练时可从意守法开始，逐渐过渡到随息法或听息法，或始终练一种，因人而异。

练功者在进入入静状态时，大脑的思维活动相对减少，但不是绝对停止；心中尽量不闻、不思、不想，而将意念集中于呼吸或丹田处，宁神入静。意念的调整对练习入静很重要，练习入静前脑中要先须排除杂念，将杂念减少到最少，做到耳如不闻，目如不见，无思无虑，只将意念集中于一点。

气功的作用和疗效

练功时的呼吸动作，可以使呼吸更趋于自然，增加氧气的摄入量、改善身体供氧，使肺脏功能得到有效改善。呼吸动作对腹腔器官也起到了一定的按摩作用，可以改善脾胃消化功能、增强体质；人在入静状态下，大脑皮质和皮质下自主神经中枢及心血管系统得到充分的休息和调整，对于我们的各项生理功能都能起到很好的调节作用。

　　练习气功时进行的呼吸吐纳，还有助于排出体内浊气，吸纳自然界清气，练功后人会感觉身心舒畅，精神愉悦。经常练习气功，可帮助人体化解不良情绪、保持内心的平静和情绪的稳定，是一种很好的"内修"方法。中医讲"精神内守，病安从来"，人体若能经常保持内心平静、情绪稳定、精神内守、灵台空明的状态，则有利于人体气机的调畅，使气血畅通、水火互济、阴阳平衡，从而增强身体对疾病的抵抗力而防病保健、养生长寿。

练功要领和注意事项

　　气功的功法不同，特点和要求也不同，但练习气功有一些共同的要求，那就是要做到松静自然、意气相随、练养结合、动静结合、循序渐进、因人因病而异并持之以恒。具体练习某种气功时，还要参照该种气功的具体要求。

　　练习气功要掌握要领，而且在练功前思想上要有一个正确的认识，做到轻松乐观、排除私心杂念，怀有一颗平常心，恪守"无为""无欲""自然"等准则，循序渐进，不可急躁。如果练功时抱有很强的功利心，如想要练就绝世武功、身怀绝技、辟谷腾空等，则很容易导致"偏差"，而影响身心健康。

　　练功时最好选择环境安静、通风良好、温度适宜的地方进行，饥饱劳累适宜，排空大小便，松解衣物。练功过程中尽量避免外界干扰，保持情绪稳定，驱除杂念，如练功过程中感到烦躁、头晕、气闷等不适，最好停止练习，找出原因，排除诱因后再继续练习。练功结束后应缓慢收功，慢慢开始活动，不要立即开始剧烈活动。此外，有精神病、大出血、高热、各种急性病及急性传染病的人不宜练习气功。

　　此外，要真正锻炼好，便要坚持"节欲保精"这一历代养生练功的告诫，特别对初练者更为严格，要求在百日内禁止性泄。

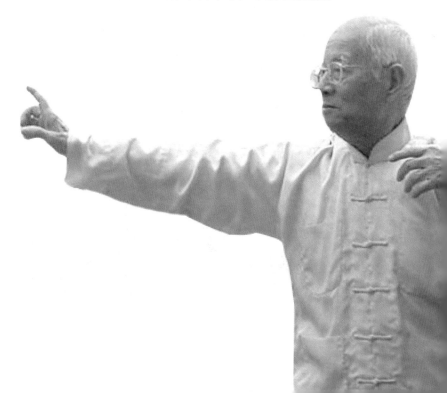

养生第八法
适度用脑防衰老

　　《吕氏春秋·尽数》里面有这么一句话，说"流水不腐，户枢不蠹，动也。"这里的腐可理解为腐臭，枢指门轴，蠹即是蛀，意思是说流动的水不会发臭，经常转动的门轴不会腐烂。比喻经常运动的东西不易受侵蚀。反之，经常不用的物体，则容易变坏。人体也遵循这个道理，像"萎缩"病因中便有一种叫作废用性萎缩的。肌肉常用了，便容易强壮有力；大脑经常利用，也就不容易健忘。

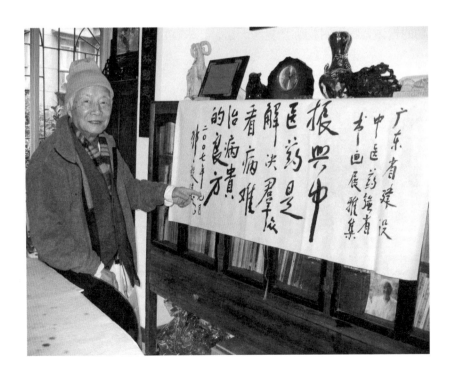

我已经102岁了，依然头脑灵活、思维敏捷、谈吐清晰，这个同我在生活中始终坚持读书、看报、写字、著文等活动有很大关系。

据研究表明，经常动脑的人，衰老者少，寿命较长，相反性情懒惰无所事事者，大脑容易早衰，死亡率高。一个人如果经常无所事事，意志松懈，疏于用脑，中枢神经系统的功能就很容易发生衰退而引起脑衰老。

纵观古今内外，大凡事业有成的，无不是非常喜欢动脑筋的，而长寿又保持敏捷思维者，无不常常进行学习、思考。据说，毛主席临终前还捧着书在读呢，而邓小平同志八十多岁时也依旧谈笑风生，叶剑英元帅八十岁时还曾经满怀豪情高歌"老夫喜作黄昏颂，满目青山夕照红"。中医医学史上的名医，也颇多是老骥伏枥式的。如大寿星孙思邈，写完《千金方》后，时隔30年，以百岁高龄，再作《千金翼方》，而且后者的序言写得更加深奥玄秘。现在不少老中医，虽已高龄，依旧思维清晰地为患者解除病痛。

因此，我建议中老年人尤其退休赋闲在家者，只要条件允许，最好能每天坚持读书、看报或记日记等适度用脑的活动，使大脑皮质保持适度的兴奋，以延缓脑衰老的到来。这对于预防老年健忘、老年痴呆症的发生都有一定的好处。

至于年轻人，更应该好好动脑筋。在校读书的要尽量博闻强记，趁年轻，多涉猎些书籍，选择精彩部分反复诵读，中文也好，英文也罢，专业课程更该如此。如果现在不好好用功，碌碌无为，

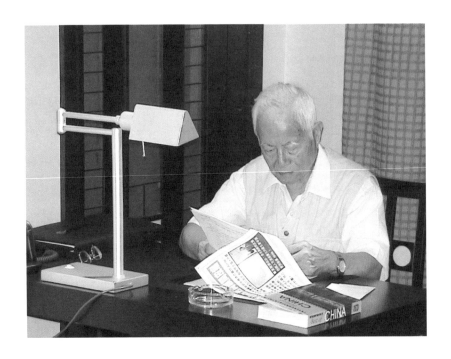

那恐怕将来便很快会出现在老年痴呆的队列中。

那么，如何用脑呢？

　　我的做法是，结合自己的爱好、专业进行选择。比如我是中医，我一辈子为人看病，内外妇儿，几乎什么病都看。看病这个过程，便能很好地用脑。还有就是为学生讲课，这也是一种锻炼，预防衰老的好法子。如果你是教师，这一招就挺好用。当然，我年轻时看书很杂，也热爱运动，因而，什么书法、诗词歌赋啊，都能帮助开动脑筋。像我九十多岁时，还为祝寿的人高唱"在太行山上"。

　　文化水平高些的，其实多数自己也深谙经常用脑的必要性，通

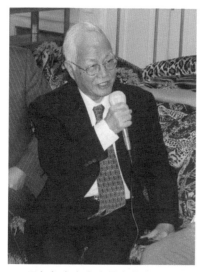

常也做得不错。而对于文化水平稍微差点的，诗词歌赋这些，自然显得比较难懂；不过，哪怕有空便听听戏曲什么的，也是不错的训练。

另外，在参加身体锻炼时，将身体锻炼与健脑运动结合起来，做到健体与健脑同步进行，也可帮助延缓脑衰老的发生。

邓老九十寿宴高歌在太行山上

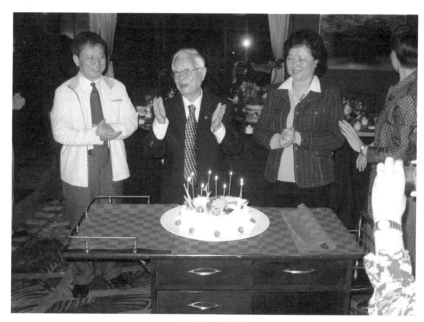

邓老九十寿筵

养生第九法
午间散步采阳

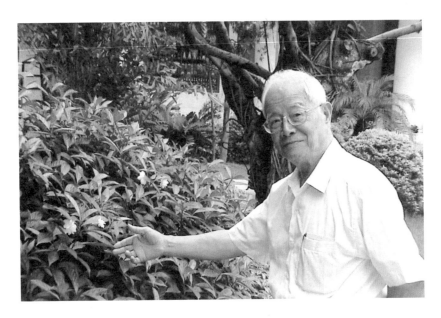

　　我喜欢散步，在天气晴好、阳光灿烂的日子，我几乎每天午饭前的中午时分都会围绕楼下空地悠闲散步十数个圈，尤其在阳光充沛的夏日，我称此为"午间散步采阳养生法"。我想自己精神状态一向很好，于此受益颇多，因而建议身边人也常加练习。

　　正午是一天中阳气最隆盛的时候，人体自身的阳气也达到一天中相对最旺盛的状态，此时在阳光下散步可振奋、激发人体的阳气；另外，散步时最好以背部朝阳，背部乃人体督脉所居处，督脉总督人体一身之阳经、总辖一身之阳气，督脉经气旺盛，则人体一身之阳气随之旺盛。总之，在正午温暖灿烂的阳光下散步行走，可促进人体气血流通，加快新陈代谢，振奋人体本身之阳气；另外，阳光下散步还有助于采集天地间之阳气，补充人体阳气之不足，长期坚持，可使人体阳气充足，精力充沛，生机旺盛。

这个方法比较适合于中老年人以及阳虚体质的人群练习。人到老年，真元渐耗，身体阳气渐趋不足，容易出现一派阳气虚弱之象，如怕冷、恶风、面色㿠白、气短乏力、容易疲劳、精神萎靡不振、腰膝酸软冷痛、小便频多清长、夜尿多等表现，这些症状在老年人群中很多见，有这些症状的老年朋友，不妨试试这个方法。

此外，这项练习还适合于一些经常无精打采、爱打瞌睡，总感到精力不济的年轻人群。虽然年轻人一般而言体质都很好，体内阳气充沛，精力旺盛，少有阳虚的表现。但是当你某一段时期总感觉白天精力欠佳，困乏想睡觉时，这提示你身体内代表生命力和活力的阳气已经在"犯懒"了，可能是由于你的睡眠作息不够规律使得体内阴阳交接失和，或者是由于其他的某些原因，致使体内的阳气蛰伏于内、振奋乏力，人体此时容易表现出一派困倦、乏力、精神不振的现象。宜于正午时分，户外散步半小时至 1 小时左右，通过促进气血流通、振奋阳气，可有效改善上述情况，提高白天的工作、生活效率和质量。

中医讲"春夏养阳"，春夏两季自然界万物生长、阳气充盛，人与自然相应，人体阳气也处于相对较旺盛的时期，故而春夏两季是补养人体阳气最佳的季节。因此，从顺应自然的角度出发，午间散步采阳选择在春夏两季进行效果更好。当然，在寒冷的冬季，午间阳光充沛时进行户外活动，也可起到促进气血流通运行、振奋人体阳气的作用。

我常年坚持中午散步助采阳的习惯，除避开阴雨天气，几乎未间断过。此法时间一般选择在午饭前，11:00-12:00 这个时间段内进行，具体以感觉身体温暖舒适、微微出汗为度。散步前后要注意喝点温开水。读者朋友可根据自己实际情况选择练习。

注意，这种方法，必须长期坚持才能逐渐体会到效果，如果仅仅坚持一两天便说没效果，那是深自误也。所谓"冰冻三尺，非一日之寒"，既然不良的生活习惯或者长期遭受病邪困扰已经令身体阴阳紊乱，气血失衡得比较严重，自然贵在坚持，正所谓"不积跬步，无以成千里"是也。

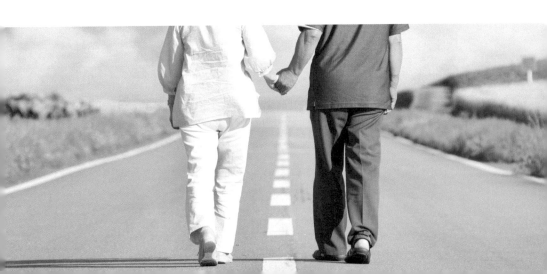

养生第十法
膳食平衡

> "欲求长生者，需以饮食为大补良方。"（清·刘清臣·《医学指南》）
>
> 而《素问·脏气法时论》中则有这样一句话，谓"毒药攻邪，五谷为养，五果为助，五畜为益，五菜为充。"

这句话说明了合理的膳食是非常重要的，在用药物纠正人体阴阳气血的偏差后，要运用食物进行调理。

另一方面，中医素有"脾胃为后天之本"一说，因此必须注意饮食有节，保护脾胃之气。即便有病，亦宜以食疗之。食疗不愈，然后用药，总以不妨脏腑为贵。所以"善治病者不如善慎疾，善治药者不如善治食。"

在中医看来，药物治病是以其偏性而纠正人体之偏，越有急救功效的药物，偏性越大，运用不当，问题越多，相当于现在常说的毒副作用越大。食物则性味平和，稳妥，方便运用，且味多甘美。难怪民俗云"药补不如食补"，也难怪一部"大长今"掀起了一浪又一浪的韩国饮食潮。

那么，怎样才能吃得更合理些?

我的饮食习惯，概括来讲，包括三方面的内容：饮食清淡，荤素搭配；种类多样，少有偏嗜；饥饱适宜，饮食规律。

饮食清淡，荤素搭配

饮食清淡，一般是指日常进食以素食为主，如谷类、豆类、薯类、新鲜蔬菜和水果等，同时配合一定量的肉类、蛋类、奶类等动物蛋白。饮食清淡，有益身体健康，大凡长寿之人，多是饮食清淡者。

现代人饮食习惯不健康，主要表现在饮食中过食肥甘厚味之物。因此像肥胖、血脂紊乱、高血压、糖尿病、冠心病、中风等层出不穷。而中医历来便反对过食肥甘厚味，如在《黄帝内经》中便说："消瘅，仆击、偏枯痿厥，气满发逆，肥贵人，则膏粱之疾也"，"膏粱之变，足生大疔"，就是指肥胖的权贵，由于生活条件优越，嗜食肥美厚味，就容易产生消渴、半身不遂、痿厥、气粗喘满、癣疮等一类疾病。

因此，我在此建议大家，饮食以清淡为好。

当然，饮食清淡并不是指纯粹的吃素，只是食物中动物蛋白相对减少而已。有些纯粹的素食者（如连牛奶、鸡蛋也不吃），只吃蔬菜、水果、谷类、薯类等，其实这样的饮食结构对健康是不好的。

正所谓"草木无情，而人则有情，需以有情之品而滋气血之生"，这里的有情之品即指肉类，因此还需要食用一定量的肉类食品才有助于维持身体的健康。

有句话说的是："吃四条腿的（猪、牛、羊）不如吃两条腿的（鸡、鸭等家禽），吃两条腿的不如吃无腿的（鱼类），吃无腿的不如吃多条腿的（虾）"。

我的看法是，大家宜多吃鸡和鱼类，有条件的可以选食海鱼、小鱼、小虾等。鱼类对于身体较虚弱的人尤其适宜，常食鱼可以有效延缓脑衰老。

种类多样，少有偏嗜

我常告诉身边的人，应该"吃杂一点"，就是注意食物种类多样化，不挑食，少偏嗜，各种食物都应适量摄取一些，以保证营养的全面和均衡。

食物种类多样化才能保证营养的全面和均衡。营养缺乏固然容易导致身体虚弱、体弱多病，影响健康。

> 而孙思邈就曾在《食治序论第一》中引用前人的话说："五味入于口也，各有所走，各有所病。酸走筋，多食酸，令人癃……咸走血，多食咸，令人渴……辛走气，

多食辛，令人愠心……苦走骨，多食苦，令人变呕……甘走肉，多食甘，令人恶心。"

这个便提示了，营养过剩或不均衡同样也会致病。现在患糖尿病、血脂异常、冠心病、中风的人越来越多，可以说很大因素就是营养过剩或不均衡造成的。

可以说我什么都吃，但是有一个原则，就是什么都只是吃一点。当然，性味平和的食物，我会适当多吃些，大辛大燥或大寒大热的食物则少吃一些。有时候，到外地讲学、参观、开会的时候，我喜欢吃当地的特产。俗话说"一方水土养一方人"，不同地方的特产含有各自的营养素，特别是某些微量元素。

现在，随着西方文化的影响，很多人喜欢到西方快餐店里面吃东西。或是煎炸的鸡腿、鸡翅膀，或是含过高热量的汉堡包，或是过于寒凉的饮料，这些都对身体不太有利，偶尔吃点关系不大，如果长此以往，则人将不人矣。因为这些饮食从中医角度讲，多是性味过偏之品，煎炸过热，冰冻过寒，乍寒乍热，久则肠胃必定受伤。

此外，广东地处岭南，常年气候炎热，许多人为了降温解暑，喜欢大量进食冰冻的食物，这对健康很不利，容易造成各种胃肠疾病的高发，如胃痛、腹痛、腹泻、腹胀等，尤其是小孩子和老人家，由于胃肠消化吸收功能不够好，更容易受到寒凉物的损伤。

特别应当注意的是，体质虚寒（如怕冷、容易感冒、大便烂、夜尿多等）的人群更不应过多食用寒凉性质的食物，如绿豆、赤小豆、梨子、猪肉、甲鱼等。

饥饱适宜，饮食规律

> "是以善养性者，先饥而食，先渴而饮；食欲数而少，不欲顿而多，则难消也。常欲令如饱中饥，饥中饱耳。盖饱则伤肺，饥则伤气，咸则伤筋，酢则伤骨。"——《备急千金要方》

上述这句引用的是唐代养生家孙思邈的话，这位活了141岁的老寿星便主张人应当在有饥饿感时进食，有口渴感时喝饮料，但他并不提倡"极饥而食""极渴而饮"，并强调"食不可过饱""饮不欲过多"。这也就是我为何主张"不可过饥，不宜过饱"的理论支持之一。比如饱食即容易出现脘腹胀满，消化不良，还可能出现急性胃肠炎、急性胰腺炎、急性胆囊炎，不少人可出现上吐下泻的症状。正所谓饱食易使"腹中彭亨短气，或致暴疾，仍为霍乱"。

这句话另外的启迪是，如果有可能，应当采用少食多餐的饮食方式，而不是暴饮暴食的不良习惯。这方面最鲜明的对比有日本的相扑运动员和英国的贵族。日本的相扑运动员为了增加体重，采取两餐制的进食方式，即每日只有早、晚两餐进食，他们每餐的进食量多是正常人的十倍之多，食后即睡，日本的相扑运动员寿命多较短，很少有长寿的；而英国贵族的进食是采取每日六餐的进食方式，每餐少量进食；这种进食方式对于健康是很有益的，因而英国贵族多身材苗条，也很少患有高血压、血脂紊乱、糖尿病、冠心病、脑血管病等疾病，长寿的也很多。从这个"两极分化"极为明显的例子中我们可以看出，少食多餐、规律进食的方式对于防病保健是很有帮助的。我们限于条件，虽然做不到像英国贵族那样每天分六次进餐，但我们可以学习他们的"精神"，即定时进餐、每餐少食。养成科学健康的进餐习惯，包括上面提到的两点：饮食清淡和营养全面无偏颇，长期坚持，相信对您的健康将大有裨益。读者朋友们，对此不妨一试。

规律饮食的重要性在前面已经提到，规律饮食有助于健康长寿，诚如《素问·上古天真论》所说的："饮食有节……故能形与神俱，而尽终其天年，度百岁乃去"。

我三餐基本上都按固定的时间来进食，每餐的进食量也多较固定，食不过饱，七八分饱为度。

现在很多人，由于不良的进食习惯，导致患上胃肠疾病。如由于工作或生活的原因，很多人不能按时就餐，肚子很饿的时候才匆忙进食。饥饿时进食，一则容易因饥饿而进食过多，加重胃肠道负担，此外匆忙进食，由于牙齿对食物的咀嚼不够充分，也会影响到食物的消化和吸收，长期如此便容易罹患各种消化系统疾病，像胃炎、胃溃疡、肠炎等。

此外，我们还要注意"饮食以时"，即定时进食并形成规律，这个有助于保持脾胃功能的正常运行，有助于人体健康。一般来讲，一日以三餐为宜，倘若过饥不食或随时随地进食，就会打乱胃肠消化的正常规律，导致消化功能下降而有损健康。

关于三餐进食的分配，民间有句俗语说得很好："早饭要吃好，午饭要吃饱，晚饭要吃少。"当然，不同的人群情况不同，也应区别对待。一般而言，按此分配三餐即可。

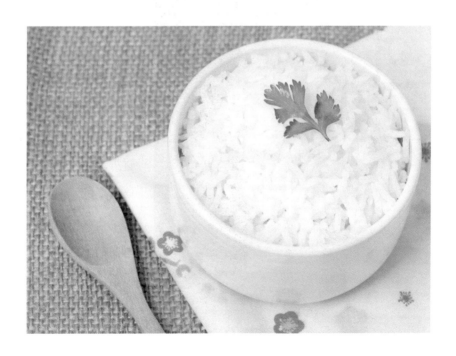

养生第十一法
傍晚练太极

太极拳是我国目前流传很广的健身运动，集中了古代健身运动的精华。我喜欢在傍晚时分选一处温度适宜、环境幽静、空气新鲜的空地打打太极拳，时间约 30 分钟。我觉得，经过了整个白天的工作和学习，傍晚时多会感觉疲惫，此时稍微活动下有益身心，而太极拳动作舒缓，强度适宜，打完一遍后常常会全身微微汗出，气血流通，觉得精神爽朗，精力充沛，浑身通泰，身心放松，感觉很舒服。另外，傍晚时适量的运动，不仅可以帮助气血的流通，运动后适度的劳累，还有助于保持夜间良好的睡眠。

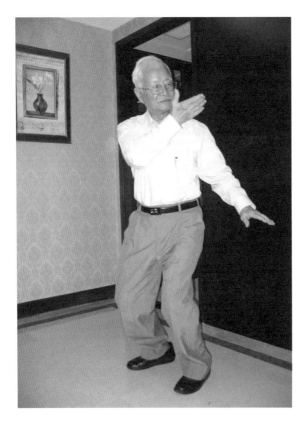

太极拳的特点

太极拳动作轻柔缓慢，连贯柔和，刚柔相济，虚实相间，速度均匀，犹如行云流水，连绵不绝，且架势比较平稳舒展，动作要求不拘不僵，符合人体的生理习惯，少有忽起忽落的明显变化和激烈的跳跃动作，因此适宜不同年龄、不同性别和体质的人锻炼，尤其是年老、体弱和慢性疾病患者，是一种较好的体育医疗手段。所以太极拳在系统上被称为内家拳（不同于硬拳）。它的运动特点有三：

其一是"用意不用力"，即以意领气，不要用力，这是初学较难的一关，绝大多数人在开始学架子的时候，不知不觉的会用起力气来。精神不是不能集中，就是过于集中全身或局部。"用意不用力"的好处是：它可以使心神安宁，精气内守，全身放松，气息调匀，神态自若。这样运动起来稳如泰山磐石，动似江河奔放，运劲如抽丝剥茧，迈步像猫行矫捷无声。

其二是"形势和缓，动静协调"，在太极十三势行功心解云："一动无有不动，一无有不静"。这就是说在运动发展变化的过程中是从容和缓的，动作与动作之间是既有区别而又有关联不停歇的，始终保持肢体的平衡，做到川流不息连贯一致。这样可以使全身每个关节都能得到适当的运动。

其三是"入静"，在这里指的入静即在整套拳路运动中不存在杂念，做到"神舒体静"，"以意带动，意为先导，意守拳路"。哪怕大风袭面，尽管锣鼓震天，就算人群围观之，也仅仅是响动和人的概念而已，至于更具体的信息，则没有进一步的认识了。这样，便算领会"入静"之佳境。

浅谈太极拳之好处

练习太极拳对于人体防病保健，好处多多，简单说明如下：

练习太极拳对人体各系统的功能均有促进作用，对高血压、冠心病、动脉粥样硬化等慢性疾病有很好的治疗效果。

同时，练习太极拳时的螺旋式弧形运动，可以使人体关节周围的肌肉、关节囊和关节韧带得到很好的锻炼，有助于改善和增强血

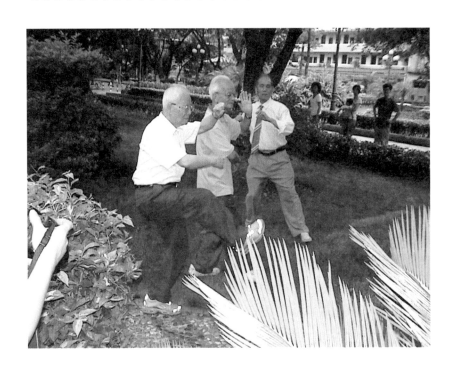

液循环和关节韧带的弹性;"人老先老腿",太极拳对于人体下肢的锻炼较多,可以有效延缓下肢功能的衰退,因此比较适宜中老年人练习。

此外,练习太极拳时要求"精神集中、意守丹田",注意力高度集中,会给大脑皮质以良性的刺激,使大脑皮质得到更好的休息。练拳时所要求的沉静平稳、匀细深长的呼吸,还可使呼吸肌得到很好的锻炼,从而改善胸、腹腔各脏器的功能和微循环,对于强身、健体、预防各类疾病均有很好的效果。

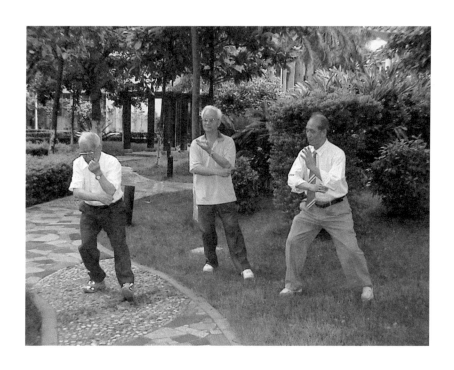

太极拳的注意事项

尽管打太极拳对身体好处很多，而且动作轻柔徐缓，适合多数人练习。为了让诸位能更好地练习好太极拳，我这里再列出一些注意事项：

首先，要练成正确架势。

太极拳在开始学的时候，必须先练拳架。这就要求有老师指导，在老师指导下，学者应平心静气，默记揣摩。万不可贪多，要一式稳固再练一式。另一方面，老师也应该不断地纠正初学者的错误架子。这样的好处主要在于可以练成正确的架势。这样随时的纠正，等到练完全套架子以后就不会走样子，或者很少走样子。否则就会自流或练出毛病来，等到自己练的定型了（自流的定型），或是练出毛病来再开始纠正就比较困难了，所谓练拳容易改拳难。练好架子后，则可以自己单独练习。

其二，要选好练习时间和地点。

练习时间的选择一般以早晨起床后或傍晚为宜，除锻炼强身之外，早晨打太极，还有提神醒脑的作用，为白天的活动做准备；傍晚打太极，可放松肢体，缓解白天的疲劳，促进气血流通和废物的排泄，有助于夜晚的睡眠，具体时间的选择，练习者可根据自身情况决定。

至于地点方面，最好在公园、树林、花园等环境安静而优美，空气清新的地方练习，不宜选择灰尘多或地面过于潮湿的地方。这样有利于练习者放松心情、凝神专注，体会锻炼之乐。遇到风雨的天气应适当选择走廊或在屋中练习。冬寒夏热时更不应该放弃而造成锻炼时机的损失，而应坚持。如能经过三冬两夏的锻炼，人的身体会有一个新的变化。功夫也有一定程度的进步。

其三，注意事项。锻炼的时候应穿疏松的衣服，最好是中式便服、布鞋。这样运动起来既舒服且传神。练习整套拳架的时间安排20分钟至25分钟最为适合，否则会过快过慢。当然，练习拳路不同，体质有异，时间也应当灵活，一般每日可练习半小时至一小时左右也是可以的。练前不可过饱，饮酒。练后不可脱衣，饮水。值得特别注意的是练后不可停留应慢步走走。不要就地而坐或挥扇取凉。冬天可披上衣服以免外感风寒。在练拳时不要大汗淋漓。在运动过程中发现口里有唾液时，万不可吐出应徐徐咽下，这对人体有极大的好处。

其四，不得已而为之的偷懒。打太极拳对于下肢的运动量要求很大，初学者练完一趟太极拳，往往会感到两腿酸痛，造成有些人半途而废。但是此种情况一旦坚持下来后，则前途一片豁然。因此，为了能坚持练习下去。我建议初学者不要在刚开始练习时就想着"一步到位"，架势放得过低（练习时腿过弯，曲度太大），这样几天下来，容易造成双腿困乏酸软。初学者如果感觉吃不消，可以将架势稍微放高点（练习时，膝盖不要太弯），这样循序渐进练习，待身体习惯后再逐步加大强度，将架势放低。当然，这一点实在是不得已而为之。

此外，由于练习太极拳时，对下肢关节的运动强度较大，因此，存在严重膝关节疾患，一般不主张练习，以免加重关节损害。

太极拳的练习原则

下面，我再把好友吉良晨老，一位武术行家，对如何练好太极拳的一些原则介绍如下：

·虚灵顶劲——是形容头如顶物，脖颈不可用力。头部要正直，这样可以使精神能提得起，即"满身轻利顶头悬"的意思。

·含胸拔背——胸腹略含，与挺胸翻臀恰好是个对比，但不可过于含胸，过于含胸会妨碍肺部的运动。正如太极拳论所云："无使有凹凸处"的道理。

·肩坠肘——两肩自然下垂，两肘往下松坠，不可耸肩露肘，以免气浮。

·尾闾中正——腰背不可前俯后仰左歪右斜，应保持中正，即"不偏不倚"。这样可以使腰部运转自如，起到枢纽作用。亦即"主宰于腰"之意。

·上下相随——上肢与下肢。上身与下身必须配合协调，太极论中有云："其根在脚，发于腿，主宰于腰，形（行）于手指"。也就是说由脚而腿而腰而手，须完整一气，所谓："手动，腰动，足动，眼神亦随之而动"。这样就可以达到"一动无有不动"，周身节节贯串，一气呵成。

·绵绵不断——自始至终动作不断，周而复始循环无端。如长江大河滔滔不绝，一式将尽一式又起，此谓"运动如抽丝"。亦即太极拳论所云："无使有断续处"之意。

·松腰松胯——腰为一身之支柱，胯为一身之动力。腰胯能松开两足才能有力。虚实变化皆由腰胯转动。所以有不得力处，必须从腰胯中求之。

·分清虚实——这一要求是太极拳中应特别留意的一项，如全身皆坐在右腿，则右腿为实，左腿为虚。全身坐在左腿，则左腿为实，右腿为虚。虚实能分得清，则全身转动轻灵。如虚实不能分清，则双腿重滞自立不稳。太极拳论云："偏沉则灵，双重则滞"即是此理。

·势势均匀——动作要求平衡而均匀，不可忽快忽慢，忽高忽低。步法不可忽大忽小。由始至终应保持从容和缓，运动一致。

·气觉丹田——以上九项都能做到，则气不上浮，自然下降，丹田（脐下小腹部）提高腹式呼吸能力，故虽练完收势而不喘息。它不仅可以预防许多疾病的发生，而且还可以通过锻炼治愈很多种疾病。

养生第十二法
冷热水交替沐浴

沐浴具有健身保健作用，古人就已经意识到了。我国古代道教有一部《沐浴身心经》中提到："沐浴内净者，虚心无垢；外净者，身垢尽除。"就是说，沐浴不仅可以清洁身体，还具有洁净内心的作用。沐浴不仅可以清洁身体，还具有缓解疲劳、恢复体力和精力的作用。人在精神疲惫或体力劳累时，洗个热水澡，可以有效缓解疲劳。

我喜欢采用冷、热水交替的方法洗澡健身。单纯温热水沐浴、单纯冷水沐浴和冷热交替沐浴对人体的影响是各不同的，下面，我把我自己的做法在此简单作一介绍，读者朋友可根据自己的需要选择适合自己的沐浴方式。

热水沐浴

热水沐浴，水温的选择以人体感觉温热舒适为度，一般在38～43℃，具体温度因人而异。温水浴时，热水对皮肤的刺激，可以促使皮肤毛孔张开、汗腺开泄，血液循环加速，有助于清洁皮肤表层的污垢，促进新陈代谢，缓解肌肉紧张，消除疲劳，对于肌肉疼痛、关节炎等均有一定程度的治疗作用。另外，洗温热水浴，还有助于放松神经，缓解压力，消除紧张焦虑等不良情绪，使心情恢复平静。

洗温热水浴时，水温的选择不宜过高，否则肌肤腠理开泄过度，汗液排泄过多，人体容易丢失大量水分，反会引起疲劳。患有心脑血管疾病者或老年人洗热水浴时，水温更不宜过高，如水温过高，则全身体表毛细血管扩张，心、脑、肾等重要脏器的供血减少，加之沐浴中因出汗丢失大量水分，会引起血液黏稠度增高，便容易引起心脏或脑的缺血而引发不良心脑血管事件发生的危险。

冷水沐浴

冷水沐浴也是一项很好的健身锻炼方法，可以提高人体对寒冷的适应能力，是耐寒训练的一种。此方法可以增强人体呼吸系统的功能，减少呼吸系统疾病的发生，增强体质。长期坚持洗冷水浴，可以增强人体大小血管收缩和舒张的能力，增强血管壁弹性，因而可有效预防高血压、冠心病、中风等心、脑血管疾病的发生。

因冷水对人体的刺激作用较强，开始冷水浴时要循序渐进，逐渐增加身体接触冷水的面积，可先以冷水洗面开始，然后以冷水擦身，再逐步过渡到冷水沐浴，以人体能接受为度，不要贸然进行。开始练习的季节以夏天为好，此时天气炎热，水温和气温也比较接近人体的自然温度，人体比较好适应，然后逐渐坚持到秋天、春天、冬天，持续四季。

洗冷水浴，可以增强体质，增加身体对严寒、疾病的抵抗力时，但是还应根据个人情况合理选择。有些人是不适宜选择冷水浴的，比如患有严重心脑血管疾患、肺结核、风湿性关节炎、坐骨神经痛、急性肝炎的人群，感冒发烧的人群，饱腹、酒后、空腹、剧烈运动后、极度疲劳后、大量出汗后、妇女的经孕胎产期内等，以上这些人群，最好不要选择冷水浴的方式，以免加重本身的疾病或造成某些疾病的发生。

冷热水交替沐浴

冷热水交替的沐浴方法，比起单纯的温热水浴或冷水浴，更能起到锻炼血管的作用。这是因为温热水的刺激，可以促使人体血管的舒张；冷水沐浴，可以促进血管的收缩；冷热水交替沐浴，由于一冷一热的刺激，人体的血管也会随之收缩和舒张，这样使血管一收一舒的运动，被称为"血管体操"。这种血管体操，增强了血管壁的弹性，可以有效减少血管壁上的脂质沉积、延缓血管硬化的发生，因而可以有效减少冠心病、高血压、中风等疾病的发生。

另外，冷热水交替对人体的刺激作用会明显加速血液循环，可以促进人体的新陈代谢，解除身、心的疲劳，有助于身心恢复平静和轻松，改善晚间的睡眠质量。此外，冷热水交替沐浴的方法，在温热水沐浴后，再以稍凉些的水冲洗全身，可因凉水的刺激作用促使皮肤的肌肉和毛孔收缩，长久坚持，具有增加皮肤弹性、淡化细纹、延缓皮肤衰老的作用。

在进行冷热水交替沐浴时，水温的选择要合适，不宜太高或过低。进行温热水沐浴时，水温以人体感觉温热舒适为度，不宜太热，一般以 38～43℃为宜；进行冷水沐浴时，水温的选择以人体感觉微凉为度，不宜太凉，一般保持在 20℃左右为宜。

我已经 102 岁了，仍然觉得精神饱满，思维清晰，身体健康，这与我每日坚持冷热水交替沐浴的习惯是分不开的。我建议读者朋友，只要身体条件允许，最好都能开始练习这种沐浴方法，并且长期坚持下去，终年不变，这对于强身防病保健将大有益处。

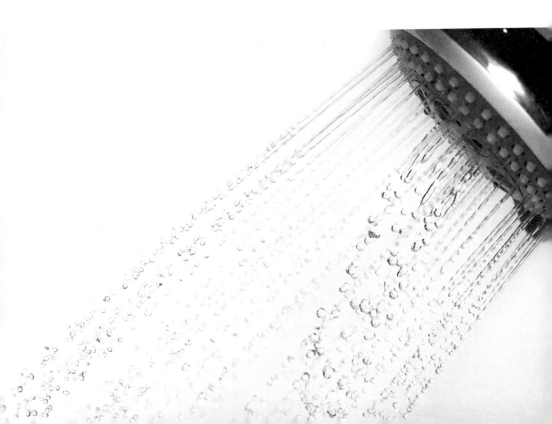

养生第十三法
睡前热水浴足

　　我每晚睡前喜欢用温热水浴足，浴足过程中同时用双手按摩、揉搓脚背及脚心，以加速脚部的血液循环，水凉后再加热水，如此反复多次，并长期坚持。我的体会是，长期坚持热水洗脚，对于消除疲劳、改善睡眠、强健体质都是很有帮助的。

　　用热水洗脚是一个很好的习惯，如北宋文学家苏东坡，就长期坚持热水洗脚并配合脚底按摩，虽年过花甲，仍然精力旺盛，头脑清醒，才思敏捷。民谣云："春天洗脚，升阳固脱；夏天洗脚，暑湿可祛；秋天洗脚，肺润肠濡；冬天洗脚，丹田温灼"，就概括地说出了四季洗脚的好处。还有谚语讲："冬天有钱吃补药，无钱洗个热水脚"；"热水洗脚，胜吃补药"，就形象地描述了人们对热水洗脚保健作用的认识：可以祛寒保暖，解除疲劳，防治疾病，强健身体。

　　"寒从足起"，洗脚，一年四季宜用热水。水温的选择以双脚感觉微烫舒适为度，太烫则容易烫伤皮肤，太凉则起不到作用。泡脚的水温最好保持恒温，水凉后再加热水，有条件的可以选择具有按摩功能的浴足盆。

　　中医经络学说认为，人体足部有 76 个穴位，它们与五脏六腑各器官都有很密切的联系。经常用热水浴足，并按摩脚底、脚趾、足跟、脚踝等部位，通过热水和按摩手法对这些穴位的刺激，可以帮助气血运行，舒筋活络，缓解疲劳，调整五脏六腑功能，使人体阴阳平衡，从而起到祛病保健、延年益寿的作用。

外出归来的人们，经过一天的奔波劳累，此时洗个热水脚，既能清洁皮肤，又能消除疲劳。神经衰弱或容易失眠者，睡前用热水泡脚，还可起到镇静助眠的功效，能帮助入睡、改善睡眠。

另外，用中药煎汁后泡脚，还具有治疗某些疾病的作用。如我自己患有高血压，每晚睡前用自配的临床经验方"沐足方"泡脚后，可以使血压恢复到比较稳定的状态，并持续到第二天效果都很好。我的学生把这个"沐足方"介绍给他们的病人，许多病人泡脚后都觉得很舒服。

浴足方主要成分：怀牛膝、川芎、天麻、钩藤、夏枯草、吴茱萸、肉桂

方法：将上药煎汁温取浴足，浸泡双足 30 分钟左右，以保持温热为度，如能配合脚底按摩则效果更好。

经临床观察证实，我这个浴足方具有良好的降低血压、改善症状的效果，建议有腰酸腿软、失眠、头晕头痛等症状的高血压人群不妨一试。

养生第十四法
睡前按摩涌泉、劳宫穴

每晚睡前，热水沐足后，我便按摩刺激双侧的涌泉穴和劳宫穴，这样做的好处就是可以帮助入睡，所以经常失眠的朋友不妨尝试一下。

方法

用温热水浸泡洗足，抹干后用右手劳宫穴按左足心涌泉穴一周天（即来回旋摩 365 次），然后用左手以同样方法按摩右足心一周天（具体次数不强求，以感觉脚底心及手心温热舒适为好，如能坚持按完一周天则效果更佳）。

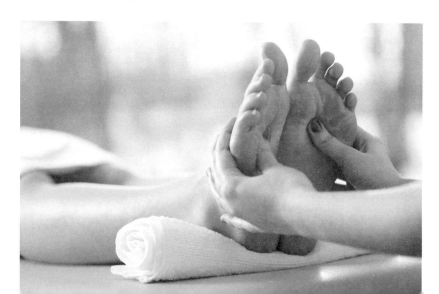

涌泉、劳宫穴定位

涌泉穴是肾经的井穴，五行属木，位于足底，卷足时足底前部的凹陷处，约当足底面第 2、3 趾间趾缝纹后端至足跟连线的前 1/3 与后 2/3 交界处。

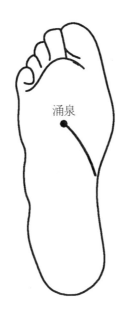

涌泉

劳宫穴是心包经的荥穴，五行属火，位于手掌心，当第 2、3 掌骨之间偏于第 3 掌骨，握拳屈指时中指指尖所对处。

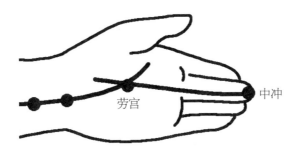

劳宫　中冲

功效分析

　　此两穴，一为水、一为火，一属阳、一为阴，按摩时通过手心劳宫穴与足底涌泉穴的按摩刺激，可以补肾水、疗虚火，使肾水上滋、心火下降，帮助使人体达到心肾相交[1]、阴阳平衡的状态，可以治疗失眠、遗精、记忆力减退、心悸不适、头痛头胀、两足冰冷等疾病；此外，此法还可消除疲劳，强身健体，增强抵抗力，有效防止感冒，长期坚持，具有良好的强身保健作用。

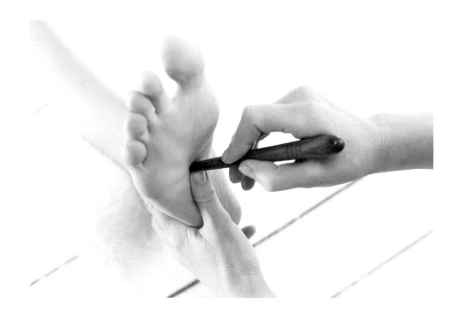

1注：有些人有失眠、健忘、头晕耳鸣、心烦不宁、烘热汗出、心悸怔忡、胸闷乏力、腰膝酸软等症，中医称其为"心肾不交"。

养生第十五法

饭后百步走，
活到九十九

　　散步是指不拘形式的、从容和缓地行走。散步对于养生保健、益寿延年很有益处，民间有"饭后百步走，活到九十九"的说法，中医养生学中也有"百练不如一走"的说法。

　　除了常打八段锦和打太极拳，我还很喜欢散步。天气好的时候，会经常到外面绿地或花园小径中走走；天气不好的时候，也会在家里的室内或阳台上来回走动，以活动气血、舒展筋骨。

　　散步不需要太多的准备工作，一双舒适的便鞋加上合适的场地即可，因而是一项很平民、大众的运动形式，适合于所有人练习。

　　每个人都知道散步对身体有好处，但具体有哪些好处呢？我将在此做一简单介绍。

防治关节疾病

　　散步时缓慢、自如地行走，可以使全身的筋骨关节得到适度的运动，舒缓关节的疲劳，延缓关节的退化和僵硬，对于已经罹患关节炎疾病的人群，经常散步，可增加对关节的锻炼，改善关节炎症状，预防关节畸形的发生。

现代经常伏案工作的办公室一族，由于经常低头，容易造成颈椎及颈肩部肌肉的僵硬酸痛，容易罹患颈椎病、颈肩关节疼痛之类的疾病。对于此类人群，经常散步并且采用抬头挺胸、脊背伸直、昂首阔步、双肩大幅度摆动的姿势，同时配合活动颈部，可以有助于缓解颈肩关节的疲劳和局部的肌肉酸痛症状，调整长期伏案工作中不良姿势对人体的影响，减少颈椎病的发生。

增强心肺功能

散步时人体胸廓较平时开张，呼吸较平时加深、加快，肺部活动度增加，人体可吸入更多的氧气，可增加人体各组织器官的供氧、增强肺脏功能、减少呼吸系统疾病的发生。另外，散步时人体心跳加快，心肌收缩力加强，血流加速，可改善人体血液循环，增强血管弹性，减少高血压、动脉粥样硬化等心血管疾病的发生。

防止肥胖

散步对于体形偏胖、营养过剩的人群还是一种消耗热量的好方法。现代人普遍缺乏运动，长期如此则导致热量堆积、体形变胖。科学研究发现，减肥最好的运动项目是有氧代谢运动，即一些相对缓慢、持久的运动。散步就是一种很好的有氧运动形式，慢可保健、快可减肥。快步行走，每次时间大于半个小时，每周不少于4

次，就可以有效燃烧体内多余的脂肪而起到减肥的效果。

预防骨质疏松

人体在行走时，肌肉和骨骼运动较多，经常步行可以增加钙在骨质的沉积，减少钙的流失，有助于使骨骼变得强健，减少了骨质疏松疾病的发生率。

调节情绪、改善睡眠

在环境优美、空气清新的环境中散步可以使人体得到放松，心情舒畅；对于患有神经衰弱、睡眠不好的人群，散步时对身体神经系统兴奋性的调节，还可以起到镇静安神、改善睡眠的作用。

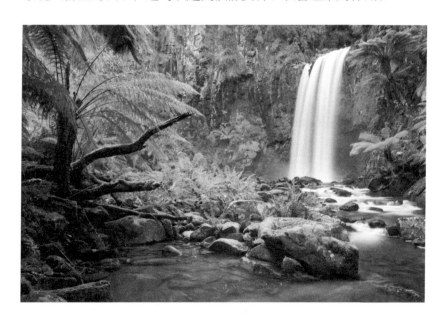

养生第十六法
常添衣、避风寒

我有一个习惯，即无论天气如何，只要出门都会随身带一件夹衣，当气温降低或感觉有些寒凉时就穿上。因为这个习惯，我平时也很少感冒。

这是件小事情，但是，养生就是在日常生活中注意点点滴滴，不是高不可测的学问。其实，这种注意天气变化而随时调整自身衣物的道理，几乎人人都懂，可惜的是，很多人都不够重视，知而不行。

有些人因贪图凉快或为图方便而不重视及时加衣，年轻人或体质较好者短时间内可能不会有什么大的影响。但是，如果长期不注意这些细节，那么，哪怕再好的体质都可能慢慢垮掉，特别是到了中老年后，问题就出来了。这样的人，我见过不少。他们总以为自己是"铁打金刚"，是"不坏之身"，结果三十岁不到，便开始经常感冒、怕冷、喝点凉水都拉肚子。要知道，生命是一个连续动态的过程，前一秒的你，将影响到下一刻钟的你。

如果还一意孤行，不知各种利害关系，寒冬的时候，像某些小女孩依旧穿着超短裙，露着肚脐，等到中年后，便会尝到苦头的，那时可真是"哑巴吃黄连"哟！糟糕的是，她们竟还不知道为啥年轻时体质那么好，怎么就那么几年下来，身体马上不行了呢！

而对于体质虚弱、抵抗力下降的中老年人就更不用说了。若不注意天冷添衣，便容易感冒，而经常感冒若未能及时治愈，时间久了容易导致慢性支气管炎的发生，老慢支在中老年人群中是很常见的。如果治疗及护理不当，后期还可能发展到肺气肿、慢性肺源性心脏病等疾病，严重危害身体健康。因为生活细节的忽视，导致身体的长期不适，这是很划不来的，大家想想是不是?

所以《素问·移精变气论》就告诫我们："虚邪贼风，避之有时"。如果"失四时之从，逆寒暑之宜"，就是不注意随季节、天气变化而调整自己的生活规律，那么等到"贼风数至，虚邪朝夕，内至五脏骨髓，外伤空窍肌肤。所以小病必甚，大病必死"，即到了气血虚弱时，哪怕随时发生的微小的气候变化，对他们来说都会成为邪气，邪气侵入身体，便会引起疾病。而他们一旦被邪气所中，那么邪气很快就向内深入到五脏、骨髓，向外损伤肌肉和皮肤。所以，即使是小病也会发展成重病，而大病就难免导致死亡。

所以我建议中老年人朋友，出门时记得一件事，就是多拿件衣服，不要怕麻烦，为了健康这一点小麻烦还是值得的。

我在这里也顺便告诫一下年轻人，不要自恃年轻、身体强壮就不注意保护自己的身体，人体的保健养生主要靠日常生活的细节处多注意。如果不注意保养，一旦过了30岁，疾病就会慢慢找上门了。有句话讲地好："30岁前人气病，30岁后病气人"，很多过来人都有这样的体验。

　　此外，再教给诸位一个保暖御寒的小窍门。就是要注意头部和脚部的保暖，特别在寒冷季节，一定要戴帽子，穿好厚袜，这样可以保护身体阳气，从而起到保健延年的作用。因为"头为诸阳之会"，"寒从脚底起"。现在有研究显示：人体在寒冷的气候中，身体热量的50％是通过头部散失的；另外，足部得到保暖后，人体就不容易感觉寒冷。

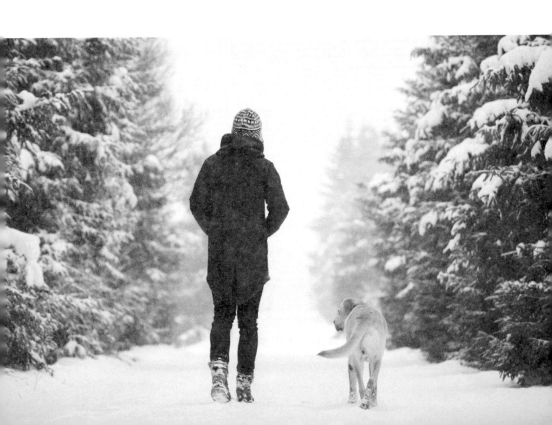

养生第十七法
戒烟、适量饮酒

我从不抽烟，对酒则不拒绝，但多适可而止，从不过量。

很多人都知道抽烟对人体的危害极大。烟草燃烧时挥发出的各种有毒物质如尼古丁，对肺影响最大。长期吸烟的人，肺脏必然受损，因为"肺为娇脏，不耐寒热"。按西医的说法是吸烟会导致呼吸道黏膜的抵抗能力逐渐下降，对有害物质的清除能力也下降，容易并发气管炎、支气管炎、肺部感染、慢性阻塞性肺气肿等疾病，临床上表现为发热、咳嗽、咯痰等症状，后期则容易发生癌变。

吸烟最大的危害还不仅是对自身，还会殃及身边的人。因为吸烟时，烟草燃烧后所产生的烟雾只有很少一部分被抽烟者吸入肺内，其余大部分都被排到了周围的空气中，吸烟者身边的人就会被动地将这种"有毒烟雾"吸入肺内，而影响身体健康。也就是说，如果家庭中的男主人在家中吸烟，那么跟他生活在一起的妻子、子女都会被动地或多或少地吸入这种烟雾，他的家人都要陪他一起抽"二手烟"，时间长了对身体的危害就会显示出来。如果孕妇抽烟，则危害更大，因为香烟中的尼古丁等有毒物质会导致胎儿畸形。有报道称，抽烟的孕妇比起不抽烟的孕妇所产的畸形儿的比率要高出很多。

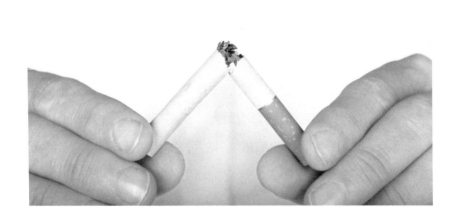

　　所以，吸烟的朋友，为了自己和家人的健康，最好能戒掉吸烟的习惯。

　　谈到吸烟，就不能不提及饮酒。中国是发明酒的国家之一，酒的历史在华夏民族已经延续数千年，我国关于酒的文化也是非常丰富的。吸烟对人体是有百害而无一利，而适量饮酒对人体的健康却是有好处的。

　　中医理论认为，酒性味辛温，可帮助气血流通、散湿气、御风寒、温肠胃。明代李时珍在《本草纲目》一书中说："酒，天地之美禄也。面曲之酒，少饮则和血行气，壮神御寒，消愁遣兴。"如民间自制的葡萄酒、米酒、黄酒等，都是不错的选择。酒精还可刺激胃液分泌，适量饮酒可增进食欲。在寒冷的季节，经过了一天的劳累后回到家里，如果能就几个下酒小菜，饮几口热酒，可以帮助气血运行、抵御寒冷、缓解疲劳，同时饮酒后的微醺状态还有助于人体放松，提高夜间的睡眠质量，帮助恢复体力和精力。

在所有酒类中，据说最具有养生保健性质的就属红酒了。我们日常所说的红酒，一般指的是红葡萄酒。红葡萄酒中含有一种可抗衰老的物质称为"逆转醇"，这是一种抗氧化剂，可以减缓体内氧自由基的过氧化，延缓细胞衰老。另外，红葡萄酒还具有降低血压、调节血脂、增加血管弹性、改善人体微循环的作用，可预防和改善动脉粥样硬化的发生，因此，常喝红葡萄酒可有效预防冠心病的发生。

我建议想喝酒的朋友，可以适当饮用些米酒、红酒等，但是最好不要过量，一旦饮酒过量，对人体的损害也是很大的。

无论长期过量饮酒还是一次大量饮酒，都会有损人体健康。暴饮可让人醉酒乱性，诱发急性胰腺炎、胆囊炎、急性胃肠炎、溃疡病发作，诱发心肌梗死，导致血压不稳定等，危害极大。而长期过量饮酒则易损伤胃黏膜，使人得慢性胃炎，导致胃溃疡、十二指肠溃疡急性发作或加重；容易损伤肝脏，形成脂肪肝，甚至得酒精性肝炎，最终形成肝硬化乃至肝癌；影响到人体正常的脂质代谢、糖代谢，容易导致脂代谢紊乱和糖代谢紊乱，而引发血脂异常、糖尿病和肥胖等疾病。酒精还是一种麻醉剂，长期过量饮酒者，容易导致慢性酒精中毒，损害中枢神经细胞，而造成记忆力下降、学习能力减退等，对青少年危害极大。

过量饮酒对人体的危害如此之多，那么，我们该如何掌握饮酒量？世界卫生组织的提倡是：饮酒要适量，最好不要饮用烈性酒。葡萄酒每天的饮用量不宜超过 50 ~ 100 毫升，高浓度白酒每天的饮用量不宜超过 5 ~ 10 毫升，啤酒每天的饮用量不宜超过 300 毫升。这里提供给读者们参考。

注意，有些人群是不适合饮酒的，如下人群尤应注意

·从事高空作业、各类驾驶员或从事水边工作的人员，酒精会影响中枢神经系统的灵敏度，容易造成不良工作事件的发生。

·已经患有血脂异常、糖尿病、冠心病等疾病的人群，日常饮酒一定要谨慎，严格控制饮酒量，一般待病情稳定后再适量饮用低度酒。

·痛风病人不宜饮用啤酒，尤其在急性发作期内，因啤酒经代谢过程中会产生较多的嘌呤类物质而加重患者的痛风症状。

人体对酒精的主要吸收部位在胃黏膜，因而，大量饮酒对胃黏膜的损害也是首当其冲的。为了减少酒精对胃肠道黏膜的损害，最好不要空腹饮酒，饮酒前应适量进食，如饮酒前喝些牛奶可有效保护胃黏膜，减轻酒精对胃壁的刺激、减少对酒精的吸收，从而一定程度上减少醉酒现象的发生。

此外，我自己有时会饮用一点药酒以助养
生保健。因为药酒有通血脉、行药势、温肠
胃、御风寒等作用，滋补类的药酒还可以药
之功，借酒之力，起到补虚强壮和抗衰老
的作用。相信不少朋友也有此爱好。药酒
通常应在饭前服用，不宜佐膳饮用，药酒以
温饮为佳，以便更好地发挥药酒的温通补益
作用。如果饮用药酒不当，也会适得其
反。除了这个，下面一些问题是饮用
药酒的朋友们应当注意的：

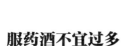

服药酒不宜过多

服用药酒要根据对酒的耐受力，每次可饮用 10 ~ 30 毫升，每日
早晚饮用，或根据病情及所用药物的性质及浓度而调整。药酒不可
多饮滥服，否则会引起不良反应。多服了含人参的药酒可造成不思
饮食；多服了含鹿茸的药酒可造成发热、烦躁，甚至鼻出血等。

饮用药酒时，应避免不同治疗作用的药酒交叉饮用。用于治疗
的药酒在饮用过程中应病愈即止，不宜长久服用。

忌与药酒同服的药物

糖尿病患者在服用虎骨酒、豹骨酒、史国公药酒、风湿药酒等

的同时，再口服或注射胰岛素等降血糖药物，会出现严重的低血糖症状，并有产生不可逆性神经系统病变的可能。服用多种药酒的病人均需注意，不可同服苯巴比妥、痢特灵、苯乙胺等药物，以免降低药物的疗效和引起严重的中毒反应。

不宜饮药酒的人

在接触药酒前，大家必须树立正确的观念：药酒不是任何人都适用的。

·孕妇、乳母等因其特殊的生理状态不宜饮用药酒。

·年老体弱者因新陈代谢相对缓慢，饮用药酒应适当减量。儿童生长发育尚未成熟，脏器功能不完善，不宜饮用药酒。

·凡遇到感冒、发热、呕吐、腹泻等病症时不宜饮用滋补类药酒。

·对于肝炎、肝硬化、消化系统溃疡、浸润性肺结核、癫痫、心脏功能不全、慢性肾功能不全、高血压等患者来说，饮用药酒会加重病情，也是不适宜的。

·对酒过敏的人和皮肤病患者也要禁用或慎用药酒。

养生第十八法
珍惜精气，节戒色欲

我国最早的医学典籍《黄帝内经》早就指出了"醉以入房"的弊端。历代医家又反复强调保养肾精的重要性，如元代名医朱丹溪的《格致余论》，就专门为此撰写了"色欲箴"。精是人体赖以生存的高级精微物质，精充则体健寿长，精耗则体衰而不能尽其天年。俗语有道："饱暖思淫欲"，一些人手上有了钱，就去花天酒地，过着糜烂无度的生活，不知珍惜精气，节戒色欲，尽管有很好的营养和优越的生活环境，也只是金玉其外，败絮其中，不会健康长寿。不信请看下面一组资料：

据《中国医学名人志》记载有年龄的中医家为 148 人，80～90 岁者 60 人，90～100 岁者 34 人，100 岁以上者达 12 人，年龄最高的达 103 岁，平均年龄八十有余。最有名的就数我反复提到的唐代大医学家孙思邈，有的考证说他活了 141 岁，据记载孙氏活到 93 岁时犹能"视听不衰，神采甚茂"，"白首之年，未尝释卷"。同时代的甄权和王冰，也都活到百岁开外。

而我国历代帝王却很少有人寿享天年，他们平均寿命的统计数字是：秦朝 31.5 岁，汉朝 37.1 岁，晋朝、南朝（宋、齐、梁、陈）是 37 岁，隋唐五代为 47.7 岁，宋、元朝为 46 岁，明朝 46.5 岁，清朝51.4岁。在被统计的152个皇帝中，只活了30岁不到的就有36人。仅以明朝为例，剔除因变故而亡的建文、崇祯不计，其他14位皇帝的平均寿命仅仅略过40岁。其中穆宗、世宗36岁夭折，英宗、宣宗38岁归天。而他们的一个共同特点就是沉湎于美女酒色，荒淫无度，以致肾精匮乏，形体衰惫，故而虽为"真龙天子"，却难逃早夭之厄。据说清代乾隆皇帝之所以长寿（89岁），全靠御医教他"远房帷，习武备"之故。当然，如果只讲习武，不注意保精，长寿也是不可能的。

因此，孙思邈在《千金要方·道林养性》中曾指出："若夫人之所以多病，当由不能养性。平康之日，谓言常然纵情恣欲，心所欲得，则便为之，不拘禁忌，欺罔幽明，无所不作，自言适性，不知过后，一一皆为病本"。

西医学也证明，过度的性生活会导致垂体前叶、甲状腺、肾上腺皮质、睾丸及卵巢等腺体明显地萎缩衰退，导致全身的前列腺素水平降低。各种疾病由此接踵而至，有损人的寿命。美国波士顿大学的艾特蒙教授从那些短寿者中寻找例证，也证明纵欲过度是导致早衰早夭的重要因素之一。

既然如此，是否应该提倡禁欲？

借用孙思邈的话回答是"男不可以无女……无女则意动，意动则神劳，神劳则损寿。强抑闭之，难持易失，使人漏精尿浊，以致鬼交之病，损一而百当也"。就是说适当的房事还是很必要的。如美国医学家曾发现 40% 的鳏夫比有妻室的男人死得早些。而德国对神职人员寿命作过统计：福音教会的神职人员通常都结婚，并过正常的性生活。他们比立誓独身的天主教的同行平均多活 5 年。

诚如清代著名医学家徐灵胎所说："精之为物，欲动则生，不动则不生；故自然不动者有益，强制者有害"。即只有媾合适宜，才能有益于身心健康。

那么，怎样做才是正确的?

孙思邈对性交次数的看法是："人年二十，四日一泄；三十者，八日一泄；五十者，二十日一泄；六十者，闭经勿泄。若体力犹壮者，一月一泄。凡人气力自有绝盛过人者。亦不可抑忍"。这是孙氏根据当时人的体质提出的要求。

我认为，现代由于人们生活、卫生条件的改善和体质的增强，则不必限于这一节律。据分析，若以男 20 岁，女 18 岁左右时为性行为频率的基础水平，则 60 岁者是原有水平的 $1/2 \sim 1/3$。故健康夫妇的性生活以每周 2 次左右为宜。一般以夫妻双方性生活的第二天不感到疲劳为合适。而对于中老年人，由于性功能不同程度地逐渐衰退是必然趋势，不要强颜欢悦地进行房事。

此外，存在肾虚的人群，更应当注意珍惜精气，节戒色欲。如有腰酸腿软，夜尿多、非常怕冷、阳痿、早泄、易掉头发等症状的，皆很可能为肾虚。特别那些不育不孕的，容易坠胎的，都应当注意到这个问题，别急于求成，所谓"欲速则不达"。而是应当休养生息，养精蓄锐，辅以适当的药物调养。

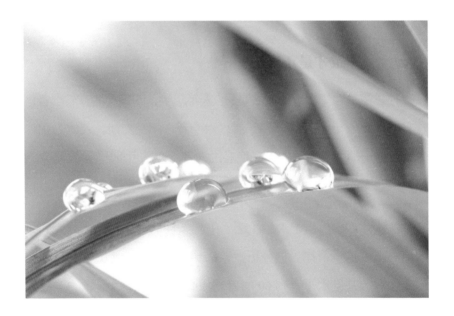

养生第十九法
保护脾胃，饮食有节

　　饮食要有节度，过分的肥甘厚味，或过饥过饱，食无定时，容易损伤脾胃，脾胃一伤，则诸病丛生。中医学认为，脾胃是人的后天之本，营养物质的消化吸收，气血的化生，有赖脾胃的运化功能，故有"脾胃为气血生化之源"之说。气血旺盛，人才能健康成长。西医学研究还发现脾胃与人体免疫有莫大的关系，这就说明了脾胃受损易生诸病的道理。许多高龄老人的饮食习惯证明，饮食清淡，适时适量，是一个重要因素。现在防治冠心病十分强调少食高胆固醇食物，以免引起动脉硬化，这是有一定道理的，但也不能机械看待。有些人虽然尽量少食或不食这类食物，但胆固醇仍然很高，这就要靠体育锻炼来帮助解决问题了。

　　我对饮食是非常注意的，这个在前面已经向大家做过介绍，比如三餐合理分配，饮食清淡，不过食寒凉，三餐定时，食不过饱等，下面再介绍一个小方法，许多人用过都觉得不错，就是饭后摩腹。

　　人在进食饱餐后不宜立即快步行走，否则会增加胃肠道负担而损伤脾胃。我国古代医书《寿世保元》中就有说："食饱不得速步走马，登高涉险，恐气满而激，致伤脏腑"，指的就是如此。所以饭后不宜快步行走，但也不宜立即静坐或静卧，而应该缓慢行走以助消化。民间有谚语道："饭后百步走，活到九十九"；《千金要方》中也说："食毕行走踟蹰则长生"；《摄生枕中方》中说："食止行数百步，大益人"，即是指饭后缓慢散步行走，有利于消化吸收，可健身延年。

另外，饭后用手按摩腹部是食后保养的重要方法之一，《寿世保元》中说："食后常以手摩腹数百遍，仰面呵气数百口，趔趄缓行数百步，谓之消化"，即是讲饭后缓行，并以手按摩腹部有助于食物的消化吸收，可以增进人体健康。我每天饭后，只要天气或时间允许，总会在楼下或阳台小走一会儿，同时以手摩腹，以帮助食物消化和吸收。

摩腹方法：以肚脐为中心，以左右手掌交互各以顺时针方向和逆时针方向各按揉数十次至百次，以按摩后胃肠感觉舒适为度。

当然，顾护脾胃除了注意饮食的调养之外，还要注意避免不良情绪对脾胃的影响。因为七情太过也会伤人，如中医讲"思伤脾""怒伤肝"，不良的精神因素也会导致脾胃疾病。人体如果经常保持七情适宜、精神愉快的话，就容易拥有良好的消化功能，帮助营养物质的吸收，而有利于身体健康和养生保健。

养生第二十法
食疗不吃药

日常养生保健，除了注意饮食、运动以及合理的作息之外，我还会根据自身状况，适时选用一些具有养生保健、防病治病作用的食疗或药膳来食用，这对于调理体质、恢复气血阴阳的平衡、保健防病是很有帮助的。

所谓的食疗药膳，是指根据个人体质的不同或结合不同的病情，选取具有一定保健作用或治疗作用的食物，加工烹饪后食用以调节体质或治疗疾病的方法。

中医有"药食同源"的说法，其实食疗与药膳异曲而同工，两者之间没有很明显的界限，因为有些食物本身就是药物，而很多药物本身也具有很好的保健调理作用。如我国最早的药学专著《神农本草经》中记载的365种药材中，有很多都是人们日常的食物，如蜂蜜、大枣、山药、苡米、核桃、莲藕等；明代李时珍的药物学专著《本草纲目》中收载的药物中有五谷杂粮73种，果菜类200余种。

韩剧"大长今"的热播，使很多人对韩国药膳及食疗非常感兴趣，我想，大家若了解我国在这方面早就有悠久的历史的话，也就不会对"大长今"那么"感冒"了。下面我再简单作一下介绍。

我国古人很早就开始利用食疗或药膳的方法来防病治病了，《周礼》中有以五味、五谷、五药养其病的记载，周代时已经有了专职的食医，类似于今天的营养师，专职负责皇室贵族们的日常饮食与保健。

而有两千多年历史的中医，则有"寓医于食""药食同源"的说法。在《黄帝内经》中就有对病人用药要注意毒副作用的问题，要适可而止，同时"欲肉果菜食养尽之，无使过之、伤其正也。"汉代张仲景所著的《伤寒杂病论》一书中就记载有"猪肤汤""当归生姜羊肉汤"等食疗和药膳的方剂；唐代孙思邈在《备急千金要方》中有专门描写"食治"的篇章，这是我国现存最早的中医食疗专著。这些现存的资料充分说明古时的人们已经意识到了食疗对养生保健的重要性，孙思邈在《千金方·食治》中说："安身之本，必资于食……不知食宜者，不足以生存也。""凡欲以治疗，先以食疗，既食疗不愈，后仍用药尔。"对后世的影响颇大，历代也流传下来许多具有防病治病作用的食疗、药膳方。

食疗和药膳都属于我国民族宝贵文化遗产的一部分，在我国有着悠久的历史。其实食疗与药膳异曲而同工，两者之间并没有很明显的界限，因为有些食物本身就是药物。很多种食物，不仅仅是作为食物而存在，本身也具有很好的保健调理作用。

我们今天讲养生保健，如果丢掉了先人遗留下来的这些宝贵经验就太可惜了。对于一些存在体质偏颇或气血阴阳失调的人群，如能根据自身情况选食一些食疗、药膳，对于增强体质、防病保健将会是一种简便廉验的好方法。

调补原则

食疗或药膳虽好，也只有用之得当才会有效；反之，一旦选择失宜，反易损害身体。在具体选择食物或药物的过程中，有一些原则性的问题是必须要注意的，下面就对此做一简单、扼要的介绍：

根据体质及（或）病情的不同确立调补原则

辨证施治是中医的精髓，食疗或药膳既然立足于中医，也应当遵循辨证施治的原则来确定具体的调补原则。具体办法如《黄帝内经》中所言："虚则补之""实则泻之""寒则温之""热则凉之"，根据个人不同体质或病情的不同来确立，调整人体气血阴阳至平衡状态，以利于养生长寿。

1 不同体质，调补原则有所不同

大体来讲，人的体质有偏寒、偏热之分，有肥、瘦之不同；此外，还有男、女、老、幼的区别，因此进行调补时应根据情况来选择食物或药物。

2 不同病情，调补也需注意

病情相对于体质的差异来说更为复杂，有偏寒、偏热、偏虚、偏实的不同，又有病在气、在血、在阴、在阳的差异，因此，在选用具体食物或药物时，一定要分辨清楚疾病的性质，合理地选用食

疗或药膳方来调理，才能取得更好的效果。

根据食物及药物的性质合理选择

不同的食物或药物，各自的"禀性"也多有不同，中医将食物或药物按"四气""五味"的理论划分为不同的种类，不同种类的食物及药物对人体的作用也大有差异。在根据个人体质及病情的不同确立了合理调补原则后，还应参考不同种类食物及药物禀性的不同合理选择，才能更好地调理人体寒、热、虚、实、气、血、阴、阳的失调，使之达到更好的平衡来养生保健。

1 根据"四气"选择

"四气"又称四性，是指寒、热、温、凉四种不同的性质。大凡食物或药物都有寒、热、温、凉偏颇的不同。

寒性、凉性

寒性、凉性的食物或药物一般具有清热泻火、解毒坚阴的功效，适用于体质偏热者、热病或热天时选用。

常见的寒、凉性质的食物及药物有：绿豆、赤小豆、蜂蜜、西瓜、梨子、柿子、甘蔗、黄瓜、苦瓜、冬瓜、白菜、番茄、菠菜、荞麦、鸭肉、兔肉、鹅肉、猪肉、蟹、甲鱼、田鸡等，金银花、菊花、野菊花、板蓝根、鱼腥草、生地黄、苡米、泽泻、冬瓜皮、丹皮、黄芩、黄连、黄柏、石膏、知母、竹叶、淡竹叶、夏枯草、决明子、栀

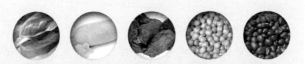

子、马齿苋、荠菜、赤芍、玄参、大黄、芒硝、番泻叶、白芍、沙参、百合、麦冬、天冬、石斛、玉竹、墨旱莲、女贞子、桑椹、龟甲、鳖甲等。

温性、热性

温性、热性的食物及药物一般具有温中散寒、暖身助阳的功效，适用于体质偏寒者、寒病或冷天时选用。

常见的温、热性质的食物及药物有：葱、姜、大蒜、酒、醋、韭菜、辣椒、胡椒、荔枝、桃子、杏、栗子、肉桂、大枣、红糖、小米、鸡肉、羊肉、牛肉、狗肉、鹿肉、虾类、鲫鱼等，香薷、防风、荆芥、细辛、桂枝、木瓜、藿香、苍术、白豆蔻、砂仁、草豆蔻、厚朴、附子、干姜、肉桂、小茴香、高良姜、花椒、佛手、玫瑰花、山楂、神曲、丁香、吴茱萸、艾叶、炮姜、鹿茸、巴戟天、淫羊藿、仙茅、肉苁蓉、菟丝子、杜仲、补骨脂、韭子、核桃仁、当归、熟地黄、何首乌等。

平性

除去性质上有寒、凉、温、热偏颇的食物或药物，还有一些食物及药物并没有上述明显的性质偏颇，此类食物及药物性质多平和，习惯上将它们归属为平性。平性食物适合于身体健康、体质无偏颇的人群长年食用。平性药物根据情况需要合理选用。

> 常见的平性食物或药物有：大米、麦子、糯米、粳米、黄豆、黑豆、豌豆、番薯、马铃薯、南瓜、莲子、苹果、橘子、葡萄、菠萝、椰子、蘑菇、香菇、鸡蛋、鲤鱼等，佩兰、茯苓、猪苓、玉米须、葫芦、谷芽、麦芽等。

2 根据"五味"选择

"五味"，即酸、苦、甘、辛、咸五种味道。不论食物还是药物都有五味的差异，不仅在具体的味觉感受上不同，不同味别的食物、药物对人体所起的作用也是各有差异的。

酸味

酸味食物及药物，能收、能涩，具有收敛固涩的作用。酸味食品有增进食欲、健脾开胃的功效；酸味药物多用于体虚多汗、久泻久痢、肺虚久咳、遗精滑精、尿频遗尿等。如醋可开胃，乌梅可生津止渴，山楂可健胃消食化积，木瓜可祛湿和胃，山茱萸、五味子可涩精、敛汗，乌梅可敛肺止咳、涩肠止泻等。

苦味

苦味食物及药物，能泻、能燥，具有燥湿、清热、泻火的作用。如苦瓜可清热解毒，杏仁可止咳平喘、润肠通便，枇杷叶可清肺和胃、降气解暑，茶叶可清心除烦、清神志，大黄可泻下通便，栀子、黄芩可清热泻火，黄连、黄柏清热燥湿等。

甘味

甘味食物及药物，能补、能缓、能和，具有调味补养、缓和痉挛、调和药性的作用。如白糖、红糖可调味增甜、健脾，冰糖可润肺化痰止咳，蜂蜜可健脾和胃、清热解毒，大枣可健脾，人参大补元气，熟地黄滋补精血，甘草可调节药性等。

辛味

辛味食物及药物多含有挥发油，能散、能行，多具有祛风散寒、行气止痛的作用。如生姜可发汗解表、散寒除湿，胡椒可暖肠胃、除寒湿，韭菜可温阳散结、行气消滞，葱白可散寒解表，麻黄、薄荷等辛味药可散寒解表等。

咸味

咸味食物及药物能软、能下，多具有软坚散结和泻下的作用。如食盐可清热解毒、涌吐，海带可软坚散结、泻热，海藻、昆布可软坚散结、消散瘰疬，芒硝泻下通便等。

根据四季气候变化合理选择

人生于天地之间，自然界的四季变迁对人体会产生一定的影响。顺应自然界的气候变化，合理地选择饮食及药物调理，尽量减少自然界对人体的不利影响，才有助于健康。

1 春季

春季气候开始温暖、万物复苏、生机旺盛，气候乍暖还寒，多风邪。春季不仅"百草发芽"，也是"百病发作"的季节，人体容易感受风邪，引发新病或诱使旧病复发。

为了顺应春季气候变化的特点，减少新感疾病或旧病复发的概率，在选择食物时的注意事项可概括为：适宜进食疏泄清散的食物，少食酸味食物，适当增加甜食的摄入量。

春季属"木"，肝脏属木，木克土，脾脏属土，春季时肝脏的功能容易亢盛损伤脾脏。饮食调补上应注意适当选食一些疏泄清散的食品以顺达肝脏的这种条达之气，酸入肝、甜入脾，春季可少食酸味食品，适量增加甜食，防止肝脏功能过亢，保养脾脏。

春季时人体也像自然界万物一样，刚刚从冬的严寒中苏醒过来，身体新陈代谢开始加快，堆积一个冬季的代谢废物需要排出体外，因此，春季选择食疗或药膳时适宜选择疏泄清散之品，少食生冷、刺激及不易消化的食品，避免进食肥甘厚味及滋腻之品，以顺应人体的"抒发"之气。

　　适宜春季进食的食物
有：新鲜蔬菜和水果，如韭
菜、香椿、春笋、菠菜、荠菜、
马兰头、茼蒿、荆芥苗、嫩茵陈蒿、马齿苋、榆钱、山药、蘑菇、
莲藕、紫菜、海带、苹果、草莓、橘子、芝麻、核桃、芋头、萝
卜、甘蔗、鱼类、鸡蛋、豆类及豆制品等。

２ 夏季

　　夏季气候炎热、多雨，人体出汗多，新陈代谢旺盛。夏季多暑
湿，人体易受暑湿所困，脾胃功能不振，体内湿气堆积，加之气候
炎热，出汗多，容易耗伤气阴。

　　针对夏季的气候特点，选择食物时需要注意的有：饮食宜清淡、
营养、易消化，多食清热祛暑、补气滋阴、健脾化湿作用的食物。

　　夏季属"火"，应于心脏，夏季时人体出汗多，"汗为心之液"，
出汗过多容易损伤心气，有损心脏功能。夏季时人体新陈代谢旺
盛，会丢失大量水分和多种矿物质、维生素，需要从饮食中补充，
宜多进食新鲜蔬菜、瓜果等食物。

　　夏季多湿热，人体脾胃易受暑湿所困，饮食应注意顾护肠胃，
适宜进食新鲜蔬菜和水果，多食苦味、甘淡渗湿利水、清热祛湿的
食品，以抵御夏季的炎热之气，减少其对人体的不良影响。

　　适宜夏季进食的食物有：绿豆、西瓜、莲子、大枣、黄豆、蚕

豆、萝卜、白菜、芹菜、黄花菜、茼蒿、花菜、冬瓜、丝瓜、黄瓜、苦瓜、荷叶、苋菜等。

3 秋季

秋季气候渐转凉，天晴雨少，燥邪当令。秋季最主要的气候特点就是干燥。人体容易感到干燥缺水，表现为皮肤干燥脱屑、嘴唇干裂等；燥邪容易伤肺，引起各种肺部疾病。

秋季的饮食调补应该顺应秋季气候特点，多喝水、多食具有甘甜滋阴、补肺润燥作用的食物，以补充水分。

秋季属"金"，应于肺脏，秋令肃杀，万物开始凋零。秋季气候干燥，肺为人体"娇脏"，容易受到外邪侵袭。秋季空气干燥，容易损害气道黏膜及肺脏，降低肺部对疾病的抵抗力，引发多种肺部疾病。

秋季时饮食应注意少食辛、香之品，这是因为辛、香的食物性多行散，容易伤津耗气，加重人体缺水。因此秋季时应尽量避免食用，如辣椒、胡椒、芥末等辛香的食品，而应多摄入具有滋阴润肺、补液生津功效的食物。

适宜秋季进食的食物有：百合、蜂蜜、银耳、梨子、鲜藕、胡萝卜、芝麻、木耳、甘蔗、乳制品、红枣、苹果、橘子以及各种新鲜蔬菜等。

4 冬季

冬季的气候特点是寒冷，天寒地冻，万物闭藏，人体各项新陈代谢减慢，容易受到寒邪侵袭。

冬季属"水"，应肾脏。冬季气候寒冷，人体热量散失快，因此冬季饮食应注意温补营养，避免寒凉。冬季属肾，主封藏，肾为人体先天之本，冬季是进补的好时节，冬季进补可以强壮体质，为来年的生活、学习和工作打下良好的基础，因此冬季时适宜根据个人的体质不同选择合适的进补食品。

适宜冬季食用的食物有：羊肉、狗肉、鹿肉、牛骨髓、鸡蛋、鱼类、辣椒、大蒜、葱、姜、韭菜、荔枝、桂圆、栗子、核桃仁、大枣等。

推荐滋补药膳

通过以上的介绍，读者朋友应该已经了解了一些关于日常生活中选择食疗及药膳时的相关知识，下面再介绍一些常用的补益食疗、药膳保健方，读者可根据个人情况不同合理选用。

补气药膳

对于临床确有气虚表现或被医生确定为气虚者适宜进食此类药膳。

气虚证的常见表现：疲倦乏力，气短，自汗（稍动即易出汗），食欲不振，大便稀溏，舌质淡胖，舌边有齿痕，脉象软弱无力等。

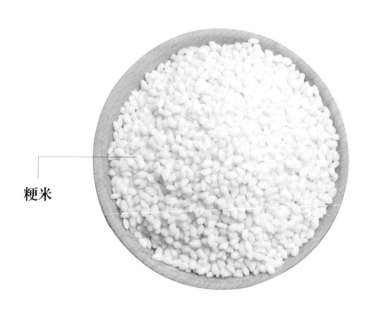

粳米

黄芪粥

黄芪 ·················	20 克
粳米 ·················	100 克
白糖或冰糖 ·············	适量

▪ 做法

将粳米洗净备用，先将黄芪放入锅中煎煮取汁（方法：先大火煮沸 15 分钟，再以小火煮 15 分钟，取汁，如此两次），加入粳米及适量凉水，以小火继续煮约 30 分钟，放入适量白糖或冰糖调味。

▪ 功效

黄芪是补气佳品；黄芪粥具有补气健脾、益胃和中的作用，适合于体弱乏力、脾胃气虚者服食。

党参黑米粥

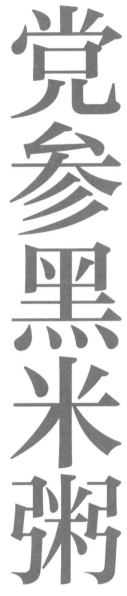

党参	20 克
白茯苓	15 克
黑米	100 克
白糖或冰糖	适量

做法

将党参、白茯苓加水上火煮取汁（方法：先大火煮沸 15 分钟，再以小火煮 15 分钟，取汁，如此两次），加入黑米以小火再煮，粥成后加入适量白糖或冰糖即可。

功效

党参可健脾补气和中、助消化，茯苓可健脾利湿、益智安神；党参黑米粥具有补中益气、滋肾健脾的功用，正常人服食可健脾强身，气虚乏力、脾胃虚弱、食欲不振、大便溏薄者尤适合服用。

党参

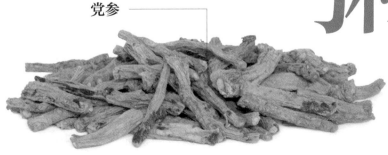

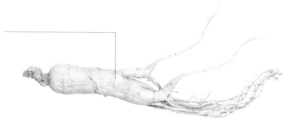

人参

人参乌鸡汤

人参	20 克
乌鸡	半只
红枣	15 枚
枸杞子	20 克
生姜、葱、盐、香菜等	调味品适量

做法

将乌鸡洗净剁块入锅中，加入洗净的人参、红枣、枸杞子、生姜，加水上火煮，先大火煮开约 15 分钟后改小火慢炖，快成时加入食盐、葱、香菜等调味品适量。

功效

人参可大补人体元气、健脾和中，红枣健脾养血，枸杞子滋补肝肾，乌鸡是滋补佳品；人参乌鸡汤具有培补元气、养血滋阴的功效，适合体质虚弱、气血亏虚、倦怠乏力、精神不振、产后失血等人群服用。如服后觉温补稍过，脾胃虚弱者可将人参改为党参，气阴两虚易上火者可将人参改为太子参，同法炖煮服用。

西洋参 .... 20 克

猪蹄 .... 1 只

生姜、葱、香菜、食盐等
.... 调味品适量

▍做法

先将猪蹄洗净剁成块，入锅加水大火煮沸约 15 分钟，加入西洋参、生姜，改小火慢炖，至猪蹄熟烂时放入葱、香菜、食盐等调味品即可。

▍功效

西洋参可滋补气阴，猪蹄美容养颜；西洋参猪蹄汤可补气养阴，美容养颜，适合于气阴不足，口渴乏力者及女性服食。

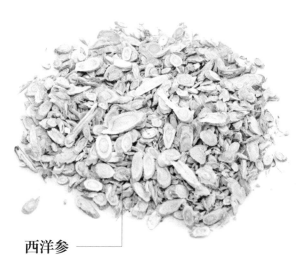

西洋参

西洋参猪蹄汤

补血药膳

对于临床确有血虚表现并被医生确定为血虚者方适宜进食此类药膳。

血虚证的常见表现：面色萎黄或淡白，虚弱乏力，头晕、耳鸣、心慌、失眠等，月经量少色淡，舌质淡，脉象细弱等。

红枣薏米粥

莲子

莲子（去心）

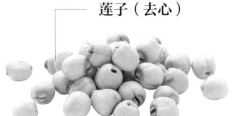

莲子（去心）	30 克
红枣	10 枚
薏米	30 克
糯米	100 克
白糖或冰糖	适量

做法

将莲子、红枣、薏米、糯米洗净入锅中，先用大火煮沸约15分钟，后改小火慢炖至米熟烂，放入适量白糖或冰糖调味。

功效

红枣可补血健脾；莲子红枣薏米粥具有养血健脾、补气和中的作用，适合脾胃素虚、体质虚弱者常食。

首乌桂圆红枣粥

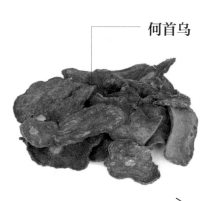

何首乌

何首乌	20克
桂圆	20克
红枣	10枚
糯米	100克
白糖或冰糖	适量

做法

先将糯米洗净备用，将何首乌加水煮沸取汁（方法：先大火煮沸15分钟，再以小火煮15分钟，取汁，如此两次），加入桂圆、红枣、糯米及适量凉水，以小火慢煮，至米熟烂时放入适量白糖或冰糖调味。

功效

何首乌、桂圆、红枣均为养血补血佳品；首乌桂圆红枣粥是一道很好的养血补气药膳，具有养血健脾、益胃和中的作用，适合于气血虚弱、体质素虚、失血后及女性服食。

黄芪当归乌鸡汤

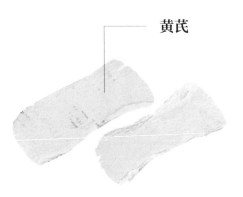

黄芪

黄芪 ·················	20 克
当归 ·················	15 克
乌鸡 ·················	半只
食盐、生姜、葱、香菜等 ···	调味品适量

做法

将乌鸡洗净剁块放入锅中，放入黄芪、当归、生姜，加水大火煮沸，持续约 15 分钟，改小火慢炖，至肉烂时放入适量食盐、葱、香菜等调味即可。

功效

黄芪是补气佳品，当归补血活血，乌鸡是女性保健佳品；黄芪当归乌鸡汤具有补气养血、和中健脾的作用，适合于体质素虚、疲倦乏力、气血虚弱者及女性服食。

当归鸭血鲤鱼汤

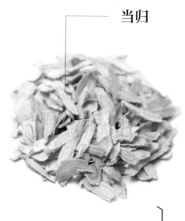

当归

当归 ·················· 15 克

鸭血 ·················· 500 克

鲤鱼 ·················· 1 条

生姜、葱、食盐、香菜等

·················· 调味品适量

做法

将鸭血洗净切块、鲤鱼去鳞片及内脏洗净切块，连同当归、生姜放入锅中，加水大火烧煮，待水开后再煮约 15 分钟，改小火慢炖，最后放入食盐、葱、香菜调味即可。

功效

鸭血是补血佳品，含有丰富的铁质和多种营养元素，当归养血活血，鲤鱼营养丰富；当归鸭血鲤鱼汤具有很好的健脾养血作用，适合于体质虚弱、气血亏虚者及女性服食。

滋阴药膳

对于临床确有阴虚表现并被医生确定为阴虚者方适宜进食此类药膳。

阴虚证的常见表现：午后面部潮红，手足心发热，或伴有低热，口干，咽喉干燥，心烦容易发怒，失眠，盗汗（即夜晚睡眠中容易出汗），舌质红，舌苔较少或无苔，脉细数等。

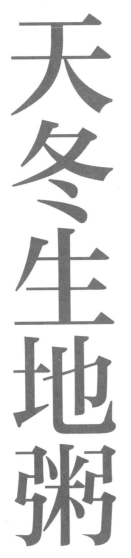

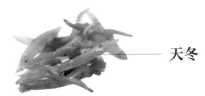

天冬

天冬	15 克
生地黄	20 克
粳米	100 克
白糖或冰糖	适量

▍做法

粳米洗净备用，将天冬、生地黄洗净煎汁，去渣取汁（方法：先大火煮沸 15 分钟，再以小火煮 15 分钟，取汁，如此两次），加入粳米以小火慢煮，至米熟软后加入适量白糖或冰糖调味即可。

▍功效

天冬、生地黄均为滋阴佳品；天冬生地粥可滋阴补液，益胃和中，适合于口干口渴、大便干燥、伤津者服食。

山药核桃芝麻羹

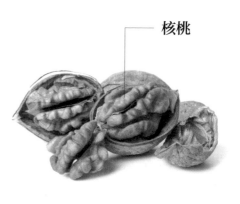

核桃

淮山药（干者）
················· 30 克（或鲜者 200 克）
核桃 ············· 20 克
黑芝麻 ········· 20 克
芡粉 ············· 适量
白糖或冰糖 ··· 适量

做法

将核桃、黑芝麻压碎，淮山药洗净煎煮取汁（方法：先大火煮沸 15 分钟，再以小火煮 15 分钟，取汁，如此两次），放入核桃、黑芝麻碎粒，小火炖煮，待八成熟时勾入芡汁，熬至黏稠成羹，放入白糖或冰糖适量调味即可。

功效

核桃、黑芝麻是补肾益精佳品，淮山药健脾补气；山药核桃芝麻羹可滋阴补肾、健脾增智，适合于体质素虚、年老体弱、中年早衰者服食。

银耳莲子百合粥

银耳

银耳	⋯⋯⋯⋯⋯⋯⋯	15 克
莲子（去心）	⋯⋯⋯⋯⋯	30 克
百合	⋯⋯⋯⋯⋯⋯⋯	30 克
糯米	⋯⋯⋯⋯⋯⋯⋯	100 克
白糖或冰糖	⋯⋯⋯⋯⋯	适量

做法

用清水洗净后用温水将银耳泡至软烂，用手撕成小块，连同莲子、百合、糯米一同放入锅中，加水大火煎煮，煮沸后约 15 分钟改小火继续慢炖，待米熟软后放入适量白糖或冰糖调味即可。

功效

银耳、莲子、百合均为滋阴佳品；银耳莲子百合粥具有很好的滋阴润肺、益胃和中的作用，适合于素体阴虚、心烦口干、胃中嘈杂、多食易饥、咽痛干咳等症者及女性日常保养服食。

沙参玉竹麦冬汤

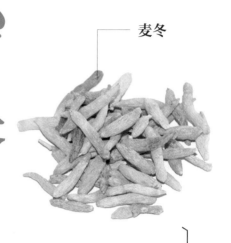

麦冬

沙参 ………………… 20 克

玉竹 ………………… 15 克

麦冬 ………………… 15 克

鸡肉或猪骨肉 ………… 适量

生姜、食盐、葱、香菜等

………………… 调味品适量

做法

将鸡肉或猪骨肉洗净剁块，连同沙参、玉竹、麦冬、生姜一起放入锅中，加水大火煎煮，煮沸后约15分钟，改小火慢炖，最后放入适量食盐、葱、香菜等调味品调味。

功效

沙参、麦冬、玉竹均为滋阴清热佳品；沙参玉竹麦冬汤可滋补肺肾、益胃生津，适合于热病后期伤津口渴、肺胃阴虚者服食。

温阳药膳

对于临床确有阳虚表现并被医生确定为阳虚者方适宜进食此类药膳。

阳虚常见表现：经常怕冷畏寒，四肢欠温，腰膝酸冷，阳痿，小便多而清长，舌质淡胖，舌边有齿痕，脉象沉细无力等。

杜仲苁蓉羊肉汤

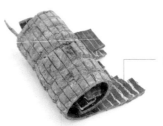

杜仲

杜仲 ……………	20 克
肉苁蓉 …………	20 克
羊肉 ……………	适量
生姜、食盐、葱、香菜等 ……………	调味品适量

做法

将羊肉洗净切块，连同杜仲、肉苁蓉、生姜一道放入锅中，加水大火煎煮，煮沸后约 15 分钟，改小火继续煮熬，最后放入适量食盐、葱、香菜等调味品即可。

功效

杜仲、肉苁蓉是补肾温阳佳品；杜仲苁蓉羊肉汤具有温补肾阳、益精填髓的作用，适合于食欲不振、体质虚弱、畏寒肢冷、大便溏薄、小便清长、夜尿多等身体阳气亏乏者服食。

生姜羊肉黄芪汤

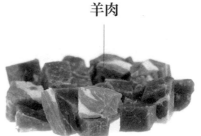

羊肉

黄芪 ································· 20 克

生姜 ································· 适量

羊肉 ································· 适量

食盐、葱、香菜等 ········· 调味品适量

▍做法

将羊肉洗净切块，连同黄芪、生姜一道放入锅中，加水大火煎煮，煮沸后约 15 分钟，改小火继续煮熬，最后放入适量食盐、葱、香菜等调味品即可。

▍功效

黄芪是补气佳品，生姜性温，理气温脾，羊肉性温，食之可温补阳气；生姜羊肉黄芪汤可温补人体阳气，适合于体质虚寒怕冷、阳气素虚、体倦乏力者服食。

菟丝龙眼狗肉汤

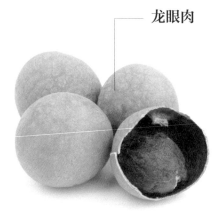

龙眼肉

菟丝子	……………………	20 克
龙眼肉	……………………	30 克
狗肉	……………………	适量
生姜、葱、食盐、香菜等 …		调味品适量

▍做法

将狗肉洗净切块，连同菟丝子、龙眼肉、生姜放入锅中，加水大火煎煮，煮沸后约15分钟，改小火慢炖，最后放入适量食盐、葱、香菜等调味品即可。

▍功效

菟丝子、龙眼肉是补肾温阳佳品，狗肉性热，食之可温阳祛寒；菟丝龙眼狗肉汤可温补人体之阳气，适合于素体阳虚、畏寒怕冷、手脚冰冷、气血亏虚者服食。

核桃肉桂鸡肉汤

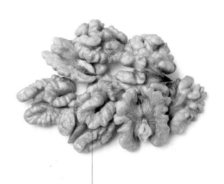

核桃肉

核桃肉	…………………	30 克
肉桂	…………………	3 克
鸡肉	…………………	适量
生姜、食盐、葱、香菜等		
…………………		调味品适量

■ 做法

将鸡肉洗净切块，连同核桃肉、肉桂、生姜一起放入锅中，加水大火煮沸，煮沸后约 15 分钟，改小火慢炖，最后放入葱、食盐、香菜等调味品适量。

■ 功效

核桃肉性温，可滋补肺肾、益智健脑，肉桂性温，可助阳气，生姜性温；核桃肉桂鸡肉汤可温补阳气、滋补肺肾，适合于体质虚弱、畏寒怕冷、疲倦乏力及老年阳气虚弱者服食。

美容滋补药膳

桂圆莲子红枣粥

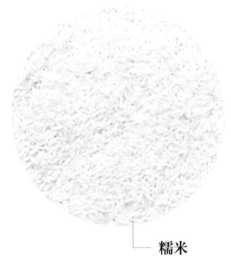

糯米

桂圆 ····························	15 克
莲子（去心）················	15 克
红枣 ····························	10 枚
糯米 ····························	50 克
白糖或冰糖 ·················	适量

做法

将糯米洗净入锅中，放入桂圆、莲子、红枣，加水同煮，先用武火煮沸，再改用文火慢炖，至粥黏稠时放入适量白糖或冰糖调味即可。

功效

桂圆莲子红枣粥可养血健脾，妇女常服具有很好的美肤养颜功效。

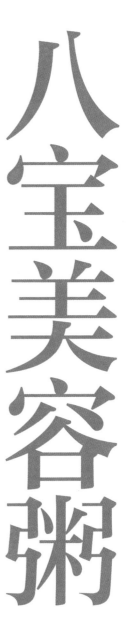

八宝美容粥

桂圆	10 克
莲肉	10 克
茯苓	15 克
芡实	15 克
扁豆	15 克
薏米	20 克
淮山药	20 克
枸杞子	15 克
糯米	100 克
白糖或冰糖	适量

做法

将糯米洗净入锅中，诸药同放入，加水大火煮沸约 15 分钟，再改用小火慢煮，至粥稠烂时放入适量白糖或冰糖调味即可。

功效

八宝美容粥可滋补气血、健脾补肾，常服可美容养颜、延缓衰老。

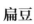

扁豆

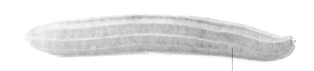

丝瓜

美容猪肤汤

新鲜猪皮 ……………………	一块
冬瓜 …………………………	300 克
丝瓜 …………………………	100 克
萝卜 …………………………	200 克
胡萝卜 ………………………	200 克
生姜、葱、食盐、香菜等	
……………………………	调味品适量

▪做法

将猪皮洗净去毛切成细条，冬瓜、丝瓜、萝卜、胡萝卜洗净切成小块，先将猪皮放入锅中加水，大火煮沸约15分钟，然后放入冬瓜、丝瓜、萝卜、胡萝卜、生姜，改小火慢炖至猪皮熟烂，加入葱、食盐、香菜等调味品即可。

▪功效

猪皮中含有丰富的胶原蛋白，加入冬瓜、丝瓜、萝卜、胡萝卜同煮成猪皮汤，常食可美容养颜抗衰老，是女性美容佳品。

人参玉竹百合炖猪蹄

玉竹

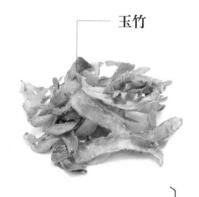

人参 ·············· 10 克
玉竹 ·············· 10 克
百合 ·············· 30 克
猪蹄 ·············· 1 只
花生 ·············· 适量
生姜、葱、食盐、香菜等
·················· 调味品适量

做法

先将猪蹄洗净剁成块，放入锅中，加水大火煮沸约 15 分钟，然后放入人参、玉竹、百合、花生、生姜，改小火慢炖至猪蹄熟烂，放入葱、食盐、香菜等调味即可。

功效

猪蹄中含有丰富的胶原蛋白和多种营养物质，可增加皮肤弹性，减少皱纹产生，历来是美容佳品；猪蹄与人参、玉竹、百合同煮汤，更具有健脾补气、滋阴养颜的功效，尤适合女性常食。

保健防衰老药膳

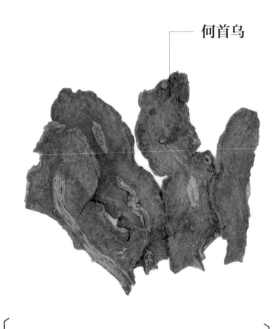

何首乌

何首乌	30 克
糯米	100 克
白糖或冰糖	适量

做法

先将何首乌洗净入锅中，加水大火煮沸约 30 分钟，取汁，再加水煮，共两次，取两次汁液放入糯米再以小火慢煮，至粥成时放入适量白糖或冰糖调味即可。

功效

何首乌粥具有补精益髓、健脾养血的作用，常食可延缓衰老。

莲子龙眼黄精粥

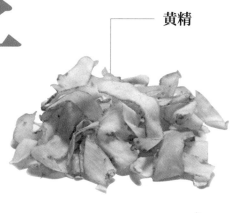

黄精

莲子（去心）	15 克
龙眼	20 克
黄精	15 克
粳米	60 克
白糖或冰糖	适量

做法

将粳米洗净放入锅中，大火煮沸，加入干净的莲子、龙眼、黄精，改以小火慢炖，至粥稠时放入适量白糖或冰糖调味即可。

功效

莲子龙眼黄精粥具有养血滋阴、补肾健脾的作用，常服可强身、延缓衰老。

黑芝麻核桃枸杞粥

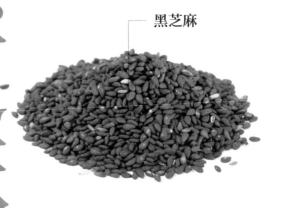

黑芝麻

黑芝麻 ……………………………	30 克
核桃 ………………………………	20 克
枸杞子 ……………………………	15 克
糯米 ………………………………	60 克
白糖或冰糖 ………………………	适量

做法

将糯米、黑芝麻、核桃、枸杞子洗净放入锅中，加水大火煮沸约15分钟，改用小火慢煮，至粥成时加入适量白糖或冰糖调味。

功效

黑芝麻核桃枸杞粥可补肾益脑、养血填精，常服可益寿延年。

益寿鸽蛋粥

鸽蛋 ………………… 5 枚

枸杞子、龙眼肉、黄精 … 各 15 克

糯米 ………………… 适量

白糖或冰糖 ………… 适量

食盐、葱、香菜等

………………… 调味品适量

做法

先将枸杞子、龙眼肉、黄精放入锅中大火煮沸约 15 分钟，取汁加适量糯米再煮，粥八成熟时放入鸽蛋（洗净）煮熟，最后放入白糖或冰糖适量，食盐、葱、香菜等适量即可。

功效

本方源自《四川中药志》，鸽蛋本是营养佳品，含有丰富的营养物质，与枸杞子、龙眼肉、黄精同煮，则成一道养生药膳，具有补肾养血，滋补心脾的作用，适合老年人常食。

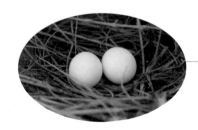

鸽蛋

银耳

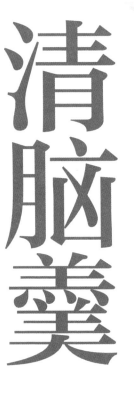

清脑羹

银耳	50 克
杜仲	50 克
白糖或冰糖	适量

做法

先将杜仲洗净煎煮 3 次，取汁去渣，然后将银耳放入小火慢炖至熟烂，放入适量白糖或冰糖调味即可。

功效

本方摘自《中国药膳学》，具有补肾益脑的功效，性平补，适合老年人常服。

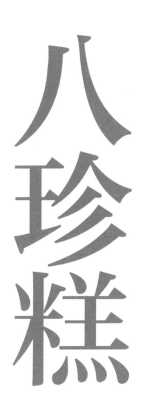

八珍糕

茯苓、莲子（去心）、芡实、扁豆、薏米、藕粉 ····························· 各60克

做法

将上述诸药混匀，研为极细面状，加白糖，兑为膏，早晚空腹时服。

功效

健脾益胃，益气和中。正常人服用可强身保健、益寿延年，对于素有胃肠虚弱，消化不良，食少腹胀，面黄肌瘦、腹泻等症者服之更好。

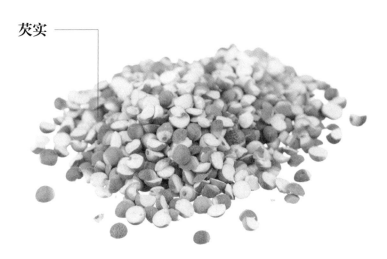

芡实

（来自清宫医案，御医李德立为慈禧太后所拟）

养生第二十一法
科学饮水

水是生命之源，离开水则生命必毁，因此科学饮水非常重要，我们每天应保证合理地摄入水分。掌握科学的饮水方法，是日常养生保健中很重要的知识。饮水并不像有些人想的那样简单："感觉口渴了就喝水呗，不渴时就不用喝。"日常饮水也需要注意一定的科学方法才能起到较好的养生保健效果。

下面我引一些资料同大家谈谈科学饮水与日常养生保健之间的关系：

水与生命

首先，我们来了解一下水对生命有哪些重要性。

水是构成人体的重要成分，约占人体体重的60％。水，是一切生命之源，是人类赖以生存最基本的物质。体温恒定的维持，各种营养物质的消化、吸收和运输，血液的构成和正常运行，代谢废物的排泄……几乎所有人体生理活动的每个环节都离不开水。水对生命是如此重要，有实验证明，动物在禁食不禁水的状态下可以存活十几天，而在完全禁水的情况下生命仅能维持数天。就像我们养花必须给花浇水一样，花儿离开了水，很快就会干枯；人若离开了水，很快也会死亡。

我们每天需要补充多少水？

既然水对于生命是这么重要，那么，我们每天需要补充多少水分才能够满足身体所需呢？

一般而言，正常成年人每天的生理需要量约为 2500 毫升，从食物中摄入的水分约为 1200 毫升，身体代谢的自生水约为 300 毫升，因此，我们每天还需要补充至少约 1000 毫升的水才能够满足身体的基本所需。

此外，具体每日饮水量的多少，与年龄、性别、形体胖瘦、运动量的多少、气候环境、饮食情况、从事何种职业、身体状况、有无疾病等多种因素有关，每个人应根据实际的需要量来定。如儿童生长发育过程中新陈代谢旺盛，每日的需水量也较多。老年人由于细胞含水量减少，新陈代谢减慢，每日的需水量也相应减少。日常运动量较大的人群，每日需水量也增多，尤其在大量出汗的剧烈运动后，更需要补充足够的水分。夏天时，人体出汗多，新陈代谢旺盛，需要较多的水分；天气寒冷时，人体水分散失减少，日饮水量也相应减少。

主动喝水

此外，讲究饮水科学，不仅仅是了解了我们每天需要补充多少水分，还需要掌握一些饮水的学问。

科学饮水才更有利于我们的健康，最常见的关于饮水的错误就是饮水不及时。我们日常应该主动饮水，即在感到口渴之前就先饮水，古人称此为"先渴而饮"。

很多人不懂得主动饮水，而是等到感觉口渴了才开始饮水，这是很不利于健康的。人体拥有自身的神经感觉和反射系统，一旦身体缺水，就会刺激人体的"口渴中枢"而出现口渴的感觉，提醒人们该进水了。有些人认为感到口渴了再进水是很正常的，没有感到口渴时不用饮水，这其实是一种错误的认识。这是因为，当人体因各种原因丢失水分导致身体开始缺水的初期，可以通过身体的代偿作用从细胞外液补充水分，人体此时并不会产生口渴的感觉；只有当身体继续缺水，开始动用细胞内的水分、导致细胞一定程度的脱水时，才会引起"口渴中枢"的兴奋而产生口渴的感觉。因此，当人体出现口渴的感觉时，身体其实已经处于轻度脱水状态了，此时饮水已经有点晚了。等到口渴了才饮水，就像等到土地已经干涸开裂时才进行浇灌一样，是不利于健康的。

尤其是老年人，依赖口渴时才进水更是对健康不利。老年人的各项生理功能都处于退化状态，口渴的感觉也不如年轻人敏感。即使身体已经出现脱水，也可能没有明显的口渴感觉，因此，老年人更应该注意主动饮水、"先渴而饮"。此外，老年人的血管弹性下降，血液循环减慢，如果不注意及时补充足够的水分，容易导致血液黏稠度增加，影响血液的正常运行，甚至引起血栓的形成而发生诸如冠心病、中风等疾病。

科学的进水时间

除去上面介绍的补充充足的水分、主动饮水外，我们还需要了解一下科学的进水时间以及水种的选择问题。

一般来讲，一日中适宜进水的时间主要有四个时间段，分别是：早晨起床后、上午9～10时、下午3～4时、晚上入睡前1小时。

我早晨起床后一般会先饮一杯温开水或花茶，上午和下午工作之余也会饮用一些温开水或花茶，晚上入睡前也要饮用一杯温开水，我常年坚持按照这四个时间段来安排饮水。选择好合适的饮水时机，对于健康是很有好处的。

清晨是补充水分的好时间，人们在夜间就寝后很少饮水，加上晚间睡眠时从呼吸道及皮肤等处散失的水分、尿液形成也会丢失一部分水分，到早晨起床时人体已经相对缺水了，此时人体的血液黏稠度增加，体内代谢废物堆积，早晨起床后空腹饮用几杯温开水，既可补充夜间消耗的水分，又可起到冲洗肠胃道、帮助排出体内代谢废物的作用，同时饮水后对血液的稀释作用，还可以降低血液黏稠度，有效预防冠心病、脑血栓等疾病的形成。

除去早晨起床后的饮水，上午9:00～10:00和15:00～16:00也是补充水分很好的时机。白天的工作、学习、活动排汗，食物的消化吸收等过程都需要消耗大量的水分，此时不管口渴与否都饮用一杯温开水，可以及时补充身体所丢失的水分，防止出现缺水现象。另外，上午 9:00 ~ 10:00 和 15:00 ~ 16:00，人体早餐和午餐中所摄入的食物此时多数已经消化吸收完毕，此时适量饮水，不仅可以帮助冲洗胃肠道、排泄食物残渣，还有助于人体日间活动所产生的多种代谢废物的排泄。

睡前适量进水也是很有养生保健意义的，我一般选择在睡前的 1 个小时左右喝一杯温开水，保持这个习惯，尤其对于大多数老年人而言是很有好处的，可以有效预防心脑血管事件的发生。这是因为，人体在进入睡眠后，迷走神经兴奋，心跳减慢，血流速度减缓，对于一些本身血液黏稠度比较高的人群，比如肥胖人群、血脂异常人群、老年人等，容易在夜间形成血栓，这些血栓如果堵在了心脏或脑袋的血管里，就会发生心绞痛、心肌梗死、脑梗死等疾病而危及生命，一旦不能及时发现或抢救不及时，很容易致人死亡，这也是为什么夜间心肌梗死、脑血栓形成等疾病高发的原因。睡前 1 小时适量饮水，可以帮助排泄代谢废物，同时稀释血液、防止夜间血栓形成，从而有效降低老年人及相关高危人群夜间不良心脑血管意外事件的发生率。

宜喝白开水

另外，水种的选择上，还是以白开水为好，或者是绿茶或花茶。白开水含热量低，尤其是 20~25℃ 的白开水，与人体细胞内所含的水非常接近，具有很大的"亲和力"，饮用这种温开水，水分可以很容易地被人体吸收并渗透进入组织和黏膜中去，迅速补充身体所需，有利于身体新陈代谢的顺利进行。现代有些人喜欢用碳酸饮料、果汁、矿泉水、纯净水等来替代白开水，认为白开水太普通、没什么营养，其实这种观念是不科学的。碳酸饮料、果汁、矿泉水、纯净水等饮品，都是经过加工后，其中或含热量过高，或所含成分搭配不符合人体所需，长期大量饮用上述饮品来代替白开水，不仅容易导致热量堆积，反而容易破坏人体内体液的平衡而不利于健康；儿童饮用果汁过多，还会影响正常生长发育，导致身材矮短肥胖。因此，日常饮水的选择上，还是建议以白开水为主，长期主动饮用足够的温开水，对保持健康大有好处。

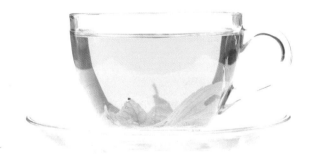

养生第二十二法
营造健康居住环境

　　中医讲究"天人合一"，这是有深刻道理的，像酷暑炎热多汗，寒冷多风易受凉，潮湿多生痹症。这个理论也贯穿于中医的养生观。人的一生，都必须生活在一定的环境中，大环境有大自然和地理气候，小环境即身边生活居住的居室及周围的环境。环境的好坏对人的健康长寿的影响是很大的，居住适宜是健康长寿的必备条件。为自己营造一个良好的居住环境，才有利于我们日常的养生保健。大环境人类往往无法选择，也不容易改变，但是在尽可能的条件下，我们可以通过改变、修饰身边居住的小环境，来帮助维护自己的健康。

　　古代养生家都很注意居住环境的选择。如唐代孙思邈在晚年时选择在山清水秀的环境中造屋、植树、种花以养老，据说年过百四十余；清代的养生家曹庭栋也是"辟园林于城中，池馆相望，有白皮古松数十株，风涛倾耳，如置身岩壑……至九十余乃终"等。

　　因此，我对这方面也是很重视的，比如尽力美化居所周围的环境、多植树、种草、养花等，搞好绿化工作；居室内注意房间的通风与采阳、室内合理布局等。

　　我建议大家，如果条件允许，最好是选择绿化较好、环境安静的环境来居住，尤其是退休后老年人的养老。选择一处环境优美、合适的居住地对于养生保健是很重要的。良好的居住环境可以为人们提供充足的氧气、安静的环境、体育锻炼的场地，赏心悦目的环境还可帮助人获得心情的平静、情绪的安和，有利于养生保健。

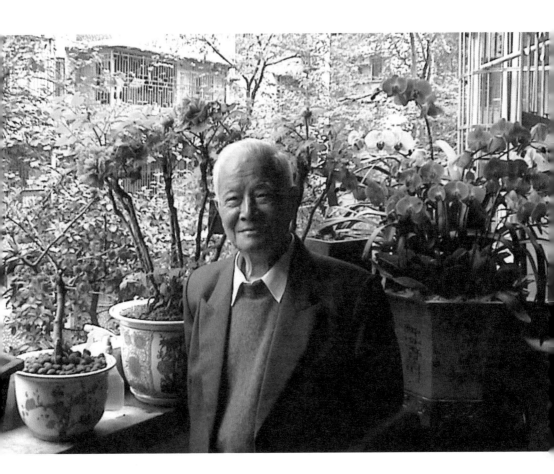

详细一点来讲。居住环境的选择，应尽量选择一个空气新鲜、阳光充足、水源清洁、土壤肥沃、山清水秀、洁净卫生的自然环境。居住环境最忌浓烟污雾、沙尘飞扬、遍地垃圾、污泥浊水、喧嚣嘈杂等处，这些污染对人体的危害极大。一般来说，农村、山区及附近有很多树木的地方，是适宜养生的好环境。曾有报道：居住在山区、空气新鲜、日照较长、尘埃极少的广西都安、巴马等地的人们多长寿之人，这与他们居住环境的得天独厚是密不可分的。

除了居住周边环境的适宜幽美外，还要注意居室内环境的洁净卫生，也就是我们所说的小环境。这是因为屋宇洁净有益于身心健康，减少疾病。我国古人已经十分重视居室的卫生，如《礼记》中有："凡内外，鸡初鸣，……洒扫室堂及庭"的记事；朱柏庐在《治家格言》中强调："黎明即起，洒扫庭除，要内外整洁。"《周书秘奥造册经》曰："沟渠通峻，屋宇洁净，无秽气，不生瘟疫病。"

居室内环境的清洁和保持，需要我们自身的参与和维护。其实，比如打扫卫生之类的家务劳动，也是一种很好的轻型体育锻炼，不仅洁净了居室、美化了环境，同时也起到了锻炼身体的作用，一举两得。因此，退休后的老年人在家中闲来无事时不妨偶尔做些这一类的家务劳动，但前提是要保证好安全，不做过于剧烈和幅度大的活动。

养生第二十三法
养德

想要养生，我觉得应当重视对道德的修养，所谓"仁者寿""养生德为先""大德者方得其寿"。良好的道德和优良的品行，不仅是为人处世、修身养性的根本，也是长寿保健的前提，有助于使人获得平静愉悦的心境，对于保证身心和谐健康、长寿保健是非常必要的。

我国历史上许多养生家对此方面也都很重视，比如唐代孙思邈（活了141岁）的养生观中就比较重视养性修德对于养生的重要性。他在《千金要方·养性论》中指出："性既自善，内外百病皆不悉生，祸乱灾害亦无由作，此养生之大经也。""古养性者，不但饵药餐霞，其在兼于百行。百行周备，虽绝药饵，足以遐年；德行不充，纵服玉液金丹未能长寿"。即认为良好的德行，胜于一切玉液金丹，有利于养生；相反，就算吃多少灵丹妙药都是白搭。

综观世间长寿之人，也多是心怀善念、乐于奉献、心灵宁静的人，少有奸佞诈滑之辈，从中也不难看出，修身养德对于养生保健的重要性。

养德与保健长寿两者之间之所以关系密切，就在于通过对自身道德性情的修养，可以帮助我们净化心灵，使思想纯正健康、情志恬淡愉悦、心神安宁，从而使人体气机调和、气血畅达，而有利于身心的和谐与健康。

医学研究也证实：人体中精神 - 神经 - 内分泌系统三者之间存在着密切的联系，一个人如果常怀仁爱之心、胸怀坦荡、乐于助人，就容易保持良好的心理状态，这样可以兴奋和提高人体的免疫功能，促进有利于身体健康的激素分泌，使人体各组织器官的功能协调到最佳的平衡状态，从而有利于防病保健、延年益寿。世界卫生组织也将对道德的修养纳入了健康的范畴，认为善良的品行、淡泊的心境，有利于维持良好的心态，保持心理平衡，从而健康长寿。

那么，该如何养德呢？

我的看法是，读儒道佛三家之书，听从圣人的教诲，并践行之。像儒家的创始人孔子便提倡"仁爱""中庸"等伦理道德观念，并终身践行之，这是他修身养心、防衰抗老的主要方法。如他的"仁爱"思想，就包含了孝、悌、宽、信、敏、惠、俭、恭、谦、温、刚、毅、勇等道德行为规范。而道家的开山鼻祖老子的《道德经》，迷倒了多少人，引发了多少思考，又让多少人获益，而书中则围绕着"道""德"二字进行阐述。当然，此书之"德"字富有更深刻复杂的意义，非仅限于道德和品行。而佛家则教人应"慈悲为怀"，有能力的要"普度众生"。

余秋雨曾在《佛教为何吸引国人》一书中介绍说："当时的家

乡，兵荒马乱，盗匪横行，唯一与文明有关的痕迹，就是家家户户都有一个吃素念经的女家长，天天在做着'积德行善'的事。她们没有一个人识字，却都能熟练地念诵《般若波罗蜜多心经》，其中有三分之一的妇女还能背得下《金刚经》。她们作为一家之长，有力地带动着全家的心理走向。结果，小庙的黄墙佛殿、磬钹木鱼，成为这些贫寒村落的寄托所在。"

可见，单单佛家的一部经书，便可对人产生巨大的精神影响。

我深受父亲邓梦觉的影响，少年时便决心悬壶济世，后入读广东省中医药专门学校，研读中医书籍，待独自行医后涉猎甚泛。可以说，年轻时看书很杂，其中便有不少是儒道佛三家的书籍。阅读这些书籍，既让我感受到中华文化的博大精深，逐渐认识到道德等精神修养的重要性，另一方面，则让我在以后的行医生涯中，有了更好的基础。我培养学生时，总要求他们要阅读这些非医学书籍，拓展他们的视野，更重要的是希望培养他们立德之心。

其次，养德可以结合个人的职业进行。

以医生为例，我一贯认为"医乃仁术"，历代中医先贤无不主张这一观点。中医史上让人读着恒觉感动的莫过于孙思邈的《大医精诚》：

"凡大医治病，必当安神定志，无欲无求，先发大慈恻隐之心，誓愿普救含灵之苦。若有疾厄来求救者，不得问其贵贱贫富，长幼妍媸，怨亲善友，华夷智愚，普同一等，皆如至亲之想；亦不得瞻前顾后，自虑吉凶，护惜身命。见彼苦恼，若己有之，深心凄怆，勿避艰险、昼夜、寒暑、饥渴、疲劳，一心赴救，无作功夫形迹之心，如此可为苍生大医，反此则是含灵巨贼……"

纵观中医史，历代每个名医均主张为医者当以养德为先。医圣张仲景要不是"感往昔之沦丧，伤横夭之莫救"，也就不会"勤求古训，博采众方"，而著《伤寒杂病论》以救含灵之苦。孙思邈以"人命至重，有贵千金"之意取其书名为《备急千金要方》，时隔三十年，竟以百岁高龄，再著《千金翼方》以传世救人。李时珍因药性有误，跋涉千里，历尽艰辛，经27年以上而成《本草纲目》。

抛开这些先贤，就我所知的近现代中医名家，也多是德艺双馨之人。如曾为毛主席治疗过白内障的唐由之，年轻时就深受其师父医德方面的熏陶。他曾讲，有一次因为实在太忙，便用脚去挪了一下一个病人的凳子，结果被他师父训了一顿，并进行教育，告诫他对待患者应如对待亲人一般。我们学校的刘仕昌老也堪称医德之楷模。他91岁时，因给人看病时意外骨折入院，在病房度过的最后两年里，这位老大哥精神好时每天还给两三个病人把脉开方，还用颤抖的手在病历本上签名，徒弟们在旁录影学习。"医乃仁术，遇贫贱不得傲慢，量力资助，以减愁怀，聆病者之呻吟，当如己饥己溺……"尽管低调不多话，但直到晚年病榻上，这位出身惠州中医世家的慈祥长者，仍能将民国初年著名中医陈存仁 250 多字的"医家训谕"一字不漏地背诵出来，这是他的自律戒条。

行医八十余载，诸先贤、挚友对医德的追求，我一直牢记在心，时刻遵循之。这个也是我能取得成绩的一个精神动力。正因为有这个感召，今年 102 岁的我依然觉得精力充沛，丝毫不觉老之将至，一心想为中医药界做点事情，希望政府和国人不应过于"崇洋""西化"，将伟大的中华文化丢弃一旁而不顾，对中医药这一"和氏璧"视若废石。

再如，作为老师的，便应当有师德。

韩文公的"师说"开篇便言："师者，所以传道授业解惑者也。"这就是师的含义。想想，有哪个好的老师不希望培养出好的学生呢？1990 年，在北京人民大会堂里，举行了首批 500 名国家级专家在全国拜师大会。会上，作为代表发言的我便高呼"学我者必须超我"的心声。"桃李满天下"，这是多么幸福的事情。

最后，我送大家一句话，徐向前元帅亲笔给我题的，叫作"心底无私天地宽"。

养生第二十四法

养心

中医学把心作为"君主之官"主宰"神明"（即精神心理活动）。

> 《素问·灵兰秘典论》指出："主明则下安，以此养生则寿，殁世不殆，以为天下则大昌，主不明则十二官危，使道闭塞而不通，形乃大伤，以此养生则殃，以为天下者，其宗大危。"

强调养生必先养心，所以保养心神的健康是养生长寿的首要问题，用现代的语言来说就是千万要注意精神卫生。这是养生防病的大前提，是延年益寿的指导思想。

翻开历史，我们不难发现，很多人对摄生之道，不甚讲求，但是依然享有长寿，他们的最大秘诀便是：通过修心养性而得有"浩然之气"。如上海市著名的中医学家裘沛然先生便曾讲："其实，我虽从事医学七十多年，对摄生之道，不甚讲求，更谈不上什么独到心得……养生保健方法，诸如太极拳、健身操、气功静坐、老僧禅定，均无雅兴；什么食品营养、药物进补，也无意尝试；庄生所说的'熊颈鸟伸'的呼吸延寿法，从来就没有搞过。"但是，九十多岁的他会客聚首时，却依然谈笑风生，无所不及，精神矍铄，毫无倦意。

可以说，善养心者，必得长寿。这是我们中华文化几千年来非常强调、又是十分正确的理论。我养生要注意"身心和谐"，并且，养心应更重于养身。下面结合个人一些体会，谈谈我的养心方法：

恬淡虚无，精神内守

> 《素问·上古天真论》说："恬淡虚无，真气从之，精神内守，病安从来？"

一方面是说做人要胸怀广阔，不患得患失，使精神经常处于稳定的状态，疾病就不容易发生了。另一方是说"神须静养"，要做到"静心"，如在静默状态下想象一些恬静、幽雅的环境，或回忆一些惬意的往事，不仅能消除身体疲劳，更能达到祛病健身的目的。如清代曹庭栋《老老恒言》中便把静心提到"养静为摄生首务"的高度。

要获得安宁祥和的心灵，便要重视七情的调节。所谓"七情"就是：喜、怒、忧、思、悲、恐、惊。人们这七种情志的活动，是人的精神意识对外界事物的正常反应，如果没有七情六欲，就不称其为人了。作为致病因素的七情，是指这些活动过于强烈，过于持久就会引致失调，引致脏腑气血逆乱而致病。如《素问·举痛论》说："怒则气上……喜则气缓……悲则气消……恐则气下……惊则气乱……思则气结"。

七情调节中，均不可太过与不及。以喜为例，俗话说"笑一笑，十年少"，即谓良好、愉悦的心情可以促进脏腑气机条畅，使人体气血调和，从而增进身体健康，益寿延年。终日闷闷不乐，久必生疾。然而，若太多大乐，则有可能导致气血紊乱，甚至可能导致更严重的后果。如在《薛刚反唐》中便有"笑死程咬金，哭死程铁牛"的故事。

再如生活中或电视上常常有因突然恼怒而发病的情景，特别是存在心脑血管疾病的患者，更应当注意不可暴怒。我自己平时就很少生气，并且常常开玩笑地同我的学生们说，千万别随便动怒，生气本质上是对自己的惩罚。不过，完全不怒也不对，所以，有个成语叫作"怒不可遏"，讲的就是容忍总是有限度的，到了极限就应该发泄出来。当然，不同人修养不同，其极限也就有很大差别。像以前上海青帮最著名的头目杜月笙就曾经说过人分三等：上等人有本领没脾气，中等人有本领有脾气，下等人没本领脾气大。

难怪著名的画家，享年94岁的齐白石老先生在他的养生"七戒"中便有三戒同调和七情有关。"七戒"为：一戒饮酒，二戒吸烟，三戒狂喜，四戒悲愤，五戒空想，六戒懒惰，七戒空度。

当然，调节七情还可以借助一些行为上的措施，如琴棋书画等都是很好的选择。我自己就喜欢以书法来调节七情，有些人则选择唱歌来疏泄情感，同自己亲朋倾诉心事也是一个不错的选择。切记，情郁结于内也是不好的，最典型的就是《红楼梦》里面的林黛玉小姐了，每日总是黯然流泪，生了病，就连御医也是回天乏术，结果年纪轻轻地就含恨九泉了。

海纳百川，有容乃大

"海纳百川，有容乃大"，就是说要豁达大度、胸怀宽阔，这也是一个人有修养的表现。中国过去有句俗话，叫作"宰相肚里能行船"。姑且不论那些宰相是不是都是有肚量的人，但人们都把那些具有像大海一样广阔胸怀的人看作是可敬的人。

儒家的鼻祖，万世之师表孔子便常教弟子说："君子坦荡荡，小人长戚戚"。他作为一位著名的思想家，为了宣扬自己的主张，周游列国，走遍了无数的地方，经受了不少的磨难，曾被斥于齐、逐于宋、卫，困于陈、蔡之间。然而，不论遇到什么挫折和磨难，他都能够以豁达大度的态度去对待。孔子虽然博学多艺，才华超群，可是却偏偏怀才不遇，屡屡不受重用。但他从不生气，更不怨天尤人，能够以平静的心情对待。他到了晚年，仍然精力充沛，奔波不息地宣传自己的主张，这与他那种心境坦荡、豁达乐观的心理状态是分不开的。当他处境优越，在事业上取得成就时，也不盛气凌人，仍然保持谦虚谨慎的态度。他说："君子泰而不骄，小人骄而不泰"。孔子认为胸怀宽阔，道德高尚，豁达乐观的人可获得快乐和长寿。

现代的一些研究也验证了孔夫子这一理论。美国维兰特博士在对 2000 多人进行近 40 年的随访调查后指出："精神痛苦者至少会受到损寿 5 年的健康损害"。古今中外无数的实例证明，凡是胸怀宽阔、豁达乐观、有远大理想的人，其寿命多数较长。原苏联长寿学家别伊林博士的调查资料表明，八九十岁的老年人中，有 96％都是乐观者。我国科学工作者对新疆地区的长寿老人的调查资料也表明，他们绝大多数都是乐观者——胸怀宽阔，豁达。

我们在生活的道路上，人际关系，事业的追求，所谓"人生不如意事常八九"，加上责任的重担，紧张的工作，如果没有良好的心态，广阔的心胸，经常患得患失，总是鸡肠小肚，要么就怨天尤人，那么，这种人想要健康长寿，我想是痴人说梦话。相信看过《三国演义》的人，都知道周瑜这一吴中儒将，最后却因为心胸狭窄而暴怒身亡。当然，这个并非史实，却不能不让人深思。

壁立千仞，无欲则刚（谓少私寡欲）

"壁立千仞，无欲则刚"中的"欲"意思是想得到某种东西或想达到某种目的的要求。欲是人的一种生理本能。人要生活下去，就会有各种各样的"欲"。但是，凡事总要有个尺度。欲望多了、大了，就要生贪心；欲望过多过大，必然欲壑难填。贪求欲者往往被财欲、物欲、色欲、权势欲等迷住心窍，攫求无已，终至纵欲成灾。

但是，要达到这个"无欲则刚"的境界，实在太难太难。因而孔子才说"吾未见刚者。"不过，对于多数人，实际上只要尽量做到"寡欲"就非常不易了，而且也非常有用，因为"寡欲多寿"。我的好友干祖望老，他就曾多次言其养生八字诀就是"童心·蚁食·龟欲·猴行"。

那么，其道理何在？

乌龟，以其寿命之长而被奉为祥瑞的象征，历来被养生学家视为吉祥物。对人来说，值得借鉴的是其与世无争的胸襟和一无所求的淡泊。在大是大非面前绝不能做缩头乌龟，但对一般问题，当学乌龟：一静制百动，不变应万变。

做人，应像乌龟那样不贪不争，安分守己，谨护自身，无欲无求，不为小事斤斤计较。像乌龟那样，你一触动它马上回避；你击它脚，它即缩入；你敲它头，它即躲入。年老之后，要尽量少与他人争论、争辩、争吵，多让步，少争先，提倡"吃亏在前，享受在后"，心中少欲念或无欲念，方可宽心，便会心静神怡。

正如孔子所告诫的一样，他说："君子有三戒：少之时，血气未定，戒之在色；及其壮也，血气方刚，戒之在斗，及其老也，血气既衰，戒之在得"。孔子这段话的大意是：少年时期，血气未宁定，应当戒在好色上；壮年时期，血气正刚强，精力充沛，应当戒好斗上；到了老年时期，血气已衰退，应当戒在好贪求得上。实际上，若能保持清心寡欲，则此三戒则非常易行；若利欲熏心，则每戒必破。

若任欲望发展下去而不限制，达到一定程度，则会丧失本性，破坏了人体的功能协调，而导致各种疾病。

如若利欲严重的人，处世哲学是"人不为己，天诛地灭"，"天高不为高，人心最为高，井水当酒卖，还嫌猪无糟"。虽然家财万贯，心中偏又图谋争占，有东想西，得陇望蜀，以有限之精神，逐无涯之私欲，境虽极乐，却"身在福中不知福"，反而寻出许多烦恼来。

一旦官欲过重，则容易犯投机钻营，吹牛拍马，陷害忠良，丑态百出等毛病。而寡官欲者，虽然不当官没有特权，但也有好处，"无官一身轻"，没有压力，没有精神负担，自然就会轻松愉快，身体健康。

假设色欲过盛者，便可能如《千金方》所说："恣其情欲，则命同朝露也。"像枚乘《七发》所言："皓齿娥眉，命曰伐性之斧。"俗话说"纵欲催人老，房劳促短"，这话并非危言耸听，而是寓有科学道理的。历代帝王多短命，此能不为戒乎？

切记，"人到无欲品自高"，而"嗜欲不满，心无宁时"！

严于责己，宽以责人

严于责己实际上也非常难，能做到这点，也是一种比较高的修养。很多人动不动就说，要不是他怎么怎么的，我怎么会这样呢！都怪他！很少有人会在事情发生后静思起来，想想自己有没有过错。所以孔夫子才说："射有似乎君子；失诸正鹄，反求诸其身。"也就是说，君子在射箭的时候，没射中靶子，此时不是怨天尤人，只能反身自责。以医生为例吧，有不少医生，自己没练好本领，当病人求助于他时，他却没能治好别人，结果非但不自责，还埋怨，你生啥病不好，怎么生这种病呢！像这些同志便要好好学习下吴鞠通前辈"进与病谋，退与心谋"的精神，聆听下孔圣人的"反求诸其身"了。以这种态度养心养生，则应当仔细想想，自己是否有去实行好的方法，而不是瞎想、空谈及埋怨。

《论语·里仁》说："夫子之道，忠恕而已。"大意是老师的道，只有忠恕而已，"忠恕"即做人做事，尽心尽力，对人尽量宽容、包容。

我觉得，对于养心，"恕"字非常重要。我们生活在当今的社会上，总需要处理各种人际关系。选择不同的尺度，便会产生不同的效果。宽容待人是人生的一种美德，也是处理和改善人际关系的润滑剂。宽恕不仅要求推己及人，更要"严于责己，薄于责人"。这是一种高尚的美德，使人心旷神怡。宽容不仅能使人心宽体泰，气血调和，而且对于群体的结合，社会的和谐也是很有意义的。宽容生活的小小利害或些微过失，要善于谅解他人。气量狭小，难以容物，对人疑忌，会使神气错乱，受伤害的是自己的心与身。

烈士暮年，壮心不已

进取心是健康长寿的活化剂，是一种良好的心态。有进取心的人对事物充满兴趣，对生活充满情趣，对知识学而不厌，对老有所为乐而不疲，使老年生活丰富多彩。

当心少时，人即不老。要学习曹孟德赞颂的"老骥伏枥，志在千里，烈士暮年，壮心不已"。向老有所为、老有所学、老有所乐者看齐。

这种例子非常多，单在中医史上便可以随便举出许多例子。像孙思邈百岁高龄依旧挥毫写下《千金翼方》；李时珍后半辈子为了一部《本草纲目》而耗尽心血，惠济后世多少人；我校的刘仕昌老则在 2003 年，以 89 岁高龄亲临非典第一线，以温病学说再证中医药之确切疗效。

2005 年 7 月，国家科技部聘我为国家"973"计划首席科学家，担任"中医基础理论整理与创新研究"项目主持人，当接到通知后我犹豫了一下，后来心想，让我干，我就干呗。"人固有一死，或重于泰山，或轻于鸿毛。"个人觉得，养生是为了让自己活得更健康长寿，而寿而康的真正目的，是希望自己能更好地实现自己的人生价值。

最后，有一首《宽心谣》说得很好，摘录如下，与读者共享：

《宽心谣》

日出东海落西山，愁也一天，喜也一天；

遇事不钻牛角尖，人也舒坦，心也舒坦；

每月领取退休金，多也喜欢，少也喜欢；

少荤多素日三餐，粗也香甜，细也香甜；

新旧衣服不挑拣，好也御寒，丑也御寒；

常与知己聊聊天，古也谈谈，今也谈谈；

全家老少互慰勉，贫也相安，富也相安；

内孙外孙同样看，儿也心欢，女也心欢；

早晚操劳勤锻炼，忙也乐观，闲也乐观；

心宽体健养天年，不是神仙，胜似神仙。

唐代孙思邈是我国古代有名的大医药学家和养生家，民间传其享141岁高寿，从他的作品中可以发现他对于中医养生方面颇有研究，现摘录《孙真人养生谣》，从中我们可以看出他的某些养生观念，如调摄精神、防止夜醉、养生锻炼、修行养性等，这些认识对于指导我们今天的养生仍有着很重要的意义：

《孙真人养生谣》

怒盛偏伤身，思多太伤神；神疲心易役，气弱病相侵。

勿使悲观极，当令饮食均。再三防夜醉，第一戒晨嗔；

夜静鸣云鼓，晨兴漱玉津；妖邪难犯己，精气自全身；

若要无百病，常须节五辛。安神当悦乐，惜气保和纯。

寿夭休论命，修行本在人。若能遵此理，平地可朝真。